华西医学大系

U0305397

解读"华西现象"

讲述华西故事

展示华西成果

HUAXI ZHUANJIA SHUO "FEI" HUA

——CHANG HUXI KEXUE ZHINAN

# 华西专家说"肺"话

## ——畅呼吸科学指南

**学术顾问** 李为民

主 编 吴小玲 蒋 丽 万群芳

副主编 冯 梅 吴 颖 曾奕华

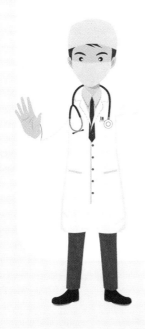
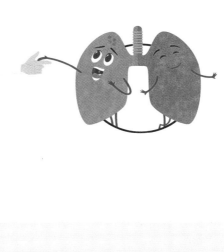

四川科学技术出版社

**图书在版编目（CIP）数据**

华西专家说"肺"话：畅呼吸科学指南 / 吴小玲，
蒋丽，万群芳主编.—成都：四川科学技术出版社，
2020.1（2022.1重印）

ISBN 978-7-5364-9715-3

Ⅰ.①华… Ⅱ.①吴…②蒋…③万… Ⅲ.①呼吸系
统疾病—防治—指南 Ⅳ.①R56-62

中国版本图书馆CIP数据核字（2020）第020497号

# 华西专家说"肺"话
## ——畅呼吸科学指南

学术顾问　　李为民
主　　编　　吴小玲　蒋　丽　万群芳
副 主 编　　冯　梅　吴　颖　曾奕华

出 品 人　　程佳月
策划编辑　　罗小燕
责任编辑　　罗小燕　陈　欢
封面设计　　象上设计
版式设计　　大　路
责任出版　　欧晓春
出版发行　　四川科学技术出版社
地　　址　　四川省成都市青羊区槐树街2号　邮政编码：610031
成品尺寸　　156mm×236mm
印　　张　　13　字　数　260 千
印　　刷　　四川省南方印务有限公司
版　　次　　2020年5月第 1 版
印　　次　　2022年1月第 3 次印刷
定　　价　　48.00元

ISBN 978-7-5364-9715-3

■ 版权所有　翻印必究 ■

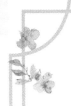

## 《华西医学大系》顾问

（按姓氏笔画为序）

马俊之　吕重九　张泛舟　张肇达　陈钟光　李　虹

步　宏　郑尚维　胡富合　唐孝达　殷大奎　曹泽毅

敬　静　魏于全

## 《华西医学大系》编委会

（排名不分先后）

**主 任 委 员：** 张　伟　李为民　何志勇

**副主任委员：** 李正赤　万学红　黄　勇　王华光　钱丹凝

**委　　　员：** 程南生　曾　勇　龚启勇　程永忠　沈　彬

刘伦旭　黄　进　秦伏男　程佳月　程述森

**秘　书　组：** 廖志林　姜　洁　徐才刚　郑　源　曾　锐

赵　欣　唐绍军　罗小燕　李　栎

## 本书编委会

**学术顾问：** 李为民

**主　　审：** 吴小玲

**主　　编：** 吴小玲　蒋　丽　万群芳

**副主编：** 冯梅吴颖　曾奕华

**编委会成员：** （按汉语拼音字母排序）

冯　梅　蒋　丽　刘美成

万群芳　吴小玲　吴　颖

王　珏　徐　玲　薛　秒

杨　荀　朱　晶　曾奕华

# 《华西医学大系》总序

由四川大学华西临床医学院/华西医院（简称"华西"）与新华文轩出版传媒股份有限公司（简称"新华文轩"）共同策划、精心打造的《华西医学大系》陆续与读者见面了，这是双方强强联合，共同助力健康中国战略、推动文化大繁荣的重要举措。

百年华西，历经120多年的历史与沉淀，华西人在每一个历史时期均辛勤耕耘，全力奉献。改革开放以来，华西励精图治、奋进创新，坚守"关怀、服务"的理念，遵循"厚德精业、求实创新"的院训，为践行中国特色卫生与健康发展道路，全心全意为人民健康服务做出了积极努力和应有贡献，华西也由此成为全国一流、世界知名的医（学）院。如何继续传承百年华西文化，如何最大化发挥华西优质医疗资源辐射作用？这是处在新时代站位的华西需要积极思考和探索的问题。

新华文轩，作为我国首家"A+H"出版传媒企业、中国出版发行业排头兵，一直都以传承弘扬中华文明、引领产业发展为使命，以坚持导向、服务人民为己任。进入新时代后，新华文轩提出了坚持精准出版、精细出版、精品出版的"三精"出版发展思路，全心全意为推动我国文化发展与繁荣做出了积极努力和应有贡献。如何充分发挥新华文轩的出版和渠道优势，不断满足人民日益增长的美好生活需要？这是新华文轩一直以来积极思考和探索的问题。

基于上述思考，四川大学华西临床医学院/华西医院与新华文轩出版传媒股份有限公司于2018年4月18日共同签署了战略合作协议，启动了《华西医学大系》出版项目并将其作为双方战略合作的重要方面和旗舰项目，共同向承担《华西医学大系》出版工作的四川科学技术出版社授予了"华西医学出版中心"铭牌。

人民健康是民族昌盛和国家富强的重要标志，没有全民健康，就没有全面小康，医疗卫生服务直接关系人民身体健康。医学出版是医药卫生事业发展的重要组成部分，不断总结医学经验，向学界、社会推广医学成果，普及医学知识，对我国医疗水平的整体提高、对国民健康素养的整体提升均具有重要的推动作用。华西与新华文轩作为国内有影响力的大型医学健康机构与大型文化传媒企业，深入贯彻落实健康中国战略、文化强国战略，积极开展跨界合作，联合打造《华西医学大系》，展示了双方共同助力健康中国战略的开阔视野、务实精神和坚定信心。

华西之所以能够成就中国医学界的"华西现象"，既在于党政同心、齐抓共管，又在于华西始终注重临床、教学、科研、管理这四个方面协调发展、齐头并进。教学是基础，科研是动力，医疗是中心，管理是保障，四者有机结合，使华西人才辈出，临床医疗水平不断提高，科研水平不断提升，管理方法不断创新，核心竞争力不断增强。

《华西医学大系》将全面系统深入展示华西医院在学术研究、临床诊疗、人才建设、管理创新、科学普及、社会贡献等方面的发展成就；是华西医院长期积累的医学知识产权与保护的重大项目，是华西医院品牌建设、文化建设的重大项目，也是讲好"华西故事"、展示"华西人"风采、弘扬"华西精神"的重大项目。

《华西医学大系》主要包括以下子系列：

①《学术精品系列》：总结华西医（学）院取得的学术成果，学术影响力强；②《临床实用技术系列》：主要介绍临床各方面的适宜技术、新技术等，针对性、指导性强；③《医学科普系列》：聚焦百姓最关心的、最迫切需要的医学科普知识，以百姓喜闻乐见的方式呈现；④《医院管理创新系列》：展示华西医（学）院管理改革创新的系列成果，体现华西"厚德精业、求实创新"的院训，探索华西医院管理创新成果的产权保护，推广华西优秀的管理理念；⑤《精准医疗扶贫系列》：包括华西特色智力扶贫的相关内容，旨在提高贫困地区基层医院的临床诊疗水平；⑥《名医名家系列》：展示华西人的医学成就、贡献和风采，弘扬华西精神；⑦《百年华西系列》：聚焦百年华西历史，书写百年华西故事。

我们将以精益求精的精神和持之以恒的毅力精心打造《华西医学大系》，将华西的医学成果转化为出版成果，向西部、全国乃至海外传播，提升我国医疗资源均衡化水平，造福更多的患者，推动我国全民健康事业向更高的层次迈进。

《华西医学大系》编委会

2018年7月

# 序一

呼吸是我们每时每刻都离不开的生命律动。随着全球环境污染的加剧，慢性呼吸系统疾病的发病率越来越高，死亡人数有增无减，这已成为严重的医疗保健与公共卫生问题。为了有效遏制慢性呼吸系统疾病的发生，让我们能够畅享呼吸，四川大学华西医院的呼吸医护专家们编写了《华西专家说"肺"话——畅呼吸科学指南》一书。

医护专家们根据多年的临床诊疗与护理经验，通过通俗易懂的语言，以图文并茂的方式，对呼吸保健、呼吸系统疾病护理和康复等方面的问题进行梳理，内容全面、详尽、实用，极具科学性、实用性，旨在践行全民学习科普知识，提高大众对呼吸系统疾病的"防、护、康"认知水平，为健康保驾护航。

现今医院护理工作不再仅仅是单一的临床护理，还应指导大众尤其是患者学会科学的自我健康管理，为此，四川大学华西医院呼吸与危重症医学科护理团队积极开拓创新、优化服务，从 2015年起注册了微信公众平台账号，2016 年在全国率先建立了呼吸专科护士微信公众平台，不间断地推送科普文章，组织护理专业培训，得到大众和医护人员的广泛好评。

本书的出版对呼吸系统疾病的患者是一件大好事、大实事，愿更多的人能够从中受益，也希望更多的医生和护士能投入到科普工作中。健康中国，科普助力！

最后，向编者们所付出的辛勤劳动表示衷心的感谢，祝各位读者朋友健康快乐！

2019年10月

李为民：呼吸与危重症医学科教授，医学博士，博士生导师，四川大学华西临床医学院／华西医院院长。国家卫生和计划生育委员会公立医院战略管理分委会主任委员，中华医学会呼吸专委会副主任委员，中华医学会呼吸专委会肺癌学组副组长，四川省医学会呼吸专委会主任委员，四川省医学会内科专委会主任委员。四川省学术与技术带头人。

# 序二

呼吸系统疾病在各系统疾病中居首位,不仅影响患者的生活质量,还给家庭和社会带来沉重的经济负担,甚至使患者在短时间内丧失生命。当前,我国呼吸系统慢性病防控形势严峻,现状不容乐观,尤其是公众对疾病的知晓率低,患者治疗依从性差。营造全民动员、全民参与的慢性呼吸系统疾病防治氛围是一项艰巨的任务,需要全社会的共同参与和努力。

健康中国,科普先行!为了提升公众对慢性呼吸系统疾病的认知,做到早预防、早发现、早诊治,四川大学华西医院呼吸与危重症医学科的医护专家们不断开拓创新,组织编撰了这本呼吸系统疾病防治科普读本。其内容全面,涵盖慢性阻塞性肺疾病、哮喘、支气管扩张、特发性肺纤维化、肺血栓栓塞、肺心病、肺癌、肺结核等疾病的发病原因、危险因素、临床表现、治疗与自我照护方法等。为了提升公众的阅读兴趣,编者们一改医学读物生涩难懂的风格,采用通俗易懂、风趣幽默的四川方言,如:手指拇儿长成"小鼓槌",可能中招比癌症更可怕的蜂窝肺;久坐不动,警惕会呼吸的痛;别老想着打针、吃药,错过这些肺康复神器你会悔恨终身……在保证科普内容科学性的基础上兼具趣味性。相信,这本贴近大众、贴近生活的疾病科普读本定能助力呼吸系统慢性病的防控，为早日实现健康中国梦添砖加瓦。

最后，感谢各位编者的辛勤付出，也衷心祝愿各位读者朋友身体健康！

2019.10

冯玉麟：教授，主任医师，博士生导师，四川大学华西医院大内科主任、内科学系主任。中华医学会呼吸分会常委，中国 COPD 联盟副主席及 COPD 学组副组长，四川省 COPD 联盟主席，四川省呼吸专委会主任委员，中华医学会呼吸分会专家级会员，美国胸科协会资深会员，中国西部呼吸病防治研究协作组组长，国家药品评审专家，国家自然科学基金评审专家，国家博士点基金评审专家。

# 序三

随着我国人口老龄化程度不断加深，慢性病发生率逐年增加，形势严峻。有效的健康管理有利于增强大众的健康意识，形成健康理念，养成良好的生活习惯，形成健康的生活方式，从而有效地阻止疾病的发生、发展。有研究证实，为健康管理每投入1元，可减少医疗费用8元。积极的医学科普是提升大众自我健康管理水平的重要途径。

护士是与患者接触最多的专业人员，也是医学科普的主力军。护士的医学科普工作贯穿于大众健康状态改变的整个过程，体现在防病阶段的促进健康、患病阶段的健康教育、患病后的自我管理三个阶段，覆盖生命全周期。

四川大学华西医院呼吸与危重症医学科是国家重点专科，拥有一支专业能力过硬、健康科普素养高的护理团队，多次在国家级、省级科普学术会议及科普作品比赛中斩获佳绩。由多位医护专家编撰的这本呼吸系统疾病医学科普读本以临床医护人员对患者的日常健康教育视觉为切入点，从呼吸系统疾病患者最关心的核心健康问题为出发点，采用贴近大众的语言风格，用摆龙门阵似的方式将深奥的医学专业知识转化为浅显易懂的科普知识，既保证医学知识的科学性、专业性，又不失医学普及的可读性、趣味性。

医护人员作为医学科普的重要参与者，应不断提升科普能力，开创性地进行医学科普工作。希望此书不仅能让患者受益，也让更多的医护人员能阅读到此书，成为医学科普生力军。

最后，衷心祝愿读者朋友们能感受到华西医护专家们的良苦用心，医学科普知识学起来，健康管理动起来！

2019.10

**成翼娟：** 教授，主任护师，硕士研究生导师，四川大学华西医院管理研究所特聘专家，四川大学华西医院原护理部主任，四川大学华西护理学院原院长。中华护理学会第23、24、25届常务理事，灾害专业委员会副主任委员、现顾问，四川省护理学会第七届、第八届理事长、名誉理事长。

四川省学术技术带头人，四川省卫生厅学术技术带头人。2013年获第四十四届南丁格尔奖章。

# 前　言

近年来，伴随着经济的快速发展，全球环境污染日益严重，尤其以空气污染更为严重。此外，吸烟、人口老龄化等造成的影响也日益凸显。以上因素导致慢性阻塞性肺疾病、支气管哮喘、肺癌等疾病的发病率、死亡率持续上升，严重危害着人们的身体健康。肺作为人体最主要的呼吸器官，最易遭受空气污染的侵害，穹顶之下，如何关爱我们的肺——呼吸保健、呼吸系统疾病管理及护理尤为重要。

国际权威医学期刊《柳叶刀》发表的由我国完成的对大规模人群调查的结果显示，我国慢性阻塞性肺疾病患病人数约1亿，其在数量上已经成为与高血压、糖尿病发病率不相上下的慢性疾病，构成重大疾病负担。然而，我国公众对慢性阻塞性肺疾病的知晓率小于10%，且只有3%的正确诊断率，令人担忧！对于在雾霾天如何防护，如何戒烟，呼吸系统疾病患者如何自我护理等问题，多数人只限于"道听途说"。厨房油烟、房屋装修、某些特殊工种……面对这些我们常常忽视的呼吸隐患又该如何做到健康呼吸？由四川大学华西医院呼吸与危重症医学科的医护人员编撰的这本医学科普读本将为你一一揭晓答案，让你了解如何正确应对各种呼吸道疾病，畅享呼吸。

　　本书从标题拟定到内容编排均采用大众喜爱的科普风格，以通俗易懂、诙谐、轻松的四川方言，图文并茂，自带表情包，向大众普及贴近生活、实用的呼吸系统常识、呼吸保健、慢性呼吸系统疾病的自我管理，旨在普及科学健康知识，增强大众健康意识，提高大众自我健康管理能力，促进全民健康。

　　本书内容全面、丰富，兼具医学知识的科学性和科普读物的实用性、普及性，既可作为健康人群、亚健康人群以及呼吸系统疾病患者及家属自我保健、管理的科普指导读物，也可作为相关医护人员的健康教育参考读物。

　　本书中的图示演示人员有：阳绪容、蒋丽、孙敖、敖冬梅、佟乐、陈婷、刘佳敏、张雨婷、王宇、袁梦鑫、陈珂珂，在此向他们表示感谢。

　　本书的出版得到了四川省科技厅科普培训项目"华西健康科普培训平台建设"项目组唐冀、王珂、王春燕等老师的大力支持，特此向他们致谢。

　　鉴于编者经验有限，编写时间仓促，书中难免出现疏漏或不足之处，恳请广大读者批评指正，以便我们不断改进。

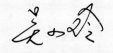

2019.10

**吴小玲**：主任护师，护士长，担任四川大学华西护理学院内科护理学、健康评估及临床医学八年制胸呼吸课程整合部分教学工作，指导护理研究生临床实习。中华护理学会呼吸护理专委会委员、中国康复医学会呼吸专委会护理学组副组长，中国残疾人康复学会"肺康复专业委员会"委员、全国呼吸与危重症专科护理联盟副主席、中国肺康复护理联盟副盟主，四川省等级医院评审专家库成员，四川省护理学会科普专委会副主任委员，四川省护理学会内科专委会慢病管理学组组长，四川省康复医学会呼吸专委会常委兼护理学组组长，成都市护理学会内科专委会委员。发表论文数十篇，主编、副主编、参编专著或教材十余部，主研、参研课题数项，获国家发明专利2项、实用新型专利20余项，其中10项成果转化。

# 目录

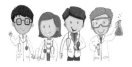

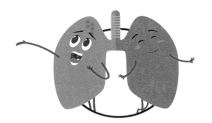

# 第一章 解密呼吸，从生到死的距离

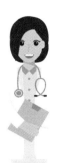

呼吸是我们每时每刻都离不开的生命律动。这看似不经意的一呼一吸却隐藏着激发生命的奥秘。接下来让我们走进呼吸，看看呼吸到底是怎么回事。

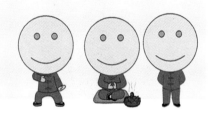

"人生，只在呼吸间。"

## "安检"能手：呼吸道

每分每秒我们需要吸入空气来维持生命，空气要进入肺部，首先要经过呼吸道进行"安检"后方可进入。呼吸系统由上呼吸道（鼻、咽、喉）和下呼吸道（气管、支气管、肺泡）组成。其中，上呼吸道是气体进入肺部的门户，具有加温、湿化、净化空气等功能，是人体的第一道防线。（图1-1）

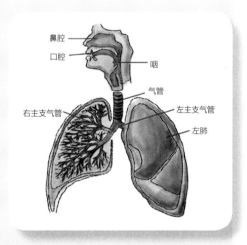

图 1-1 呼吸系统概观

# 肺主一身之气

肺是呼吸的重要器官，位于胸腔内，在纵隔的两侧，由胸廓保护，分为左肺和右肺。每侧肺又由各级支气管、肺泡、血管及淋巴管等组成。（图 1-2、1-3、1-4）

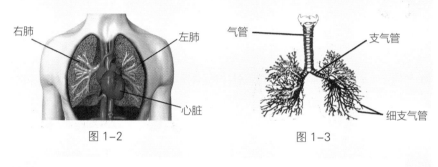

图 1-2

图 1-3

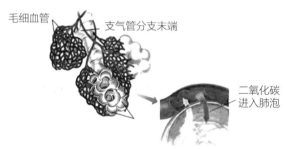

图 1-4

肺泡是肺的功能单位，是机体与外界进行气体交换的主要场所。

**吸气时：** 氧气透过肺泡进入毛细血管，通过血液循环，输送到全身各个器官组织，供给各器官氧化过程所需。

**呼气时：** 将机体产生的二氧化碳排出体外。（图 1-5）

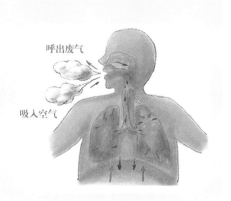

图 1-5　胸腹式呼吸肌肉群原理

随着我国经济的快速发展，生态环境的破坏也在加剧，肺作为我们最主要的呼吸器官，最易遭受空气污染的损害。或许此时此刻你的肺已经发出了危险警报，穹顶之下，面对频频拉响警报的空气污染，我们该如何保护我们的肺呢？

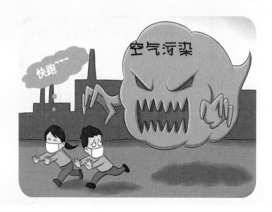

## 一起来"洗肺"——深呼吸负氧离子

### 负离子净化

3D 环绕式进风，加快空气循环，释放负离子浓度高达 1 000 万个 / 立方厘米

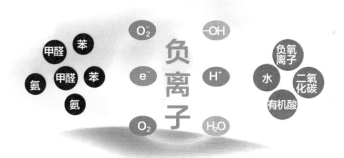

负氧离子是空气中一种带负电荷的氧气离子，被誉为**"空气维生素"**。其进入呼吸道后，可改善肺功能，对呼吸道疾病有辅助治疗功效，还可促进人体的新陈代谢，预防流感，增强机体的抗病能力。

有关研究证明，原生态自然环境中的空气负氧离子浓度非常高，不但能高效降解室内空气中的甲醛、苯、氨等化学污染物，中和空气中属于正离子的焦烟、"二手烟"、油烟，还能给人们带来弱碱性的健康环境。

长期居住在城市的人应多去空气清新的公园、田野、森林漫步。室内应保持空气流通，必要时使用空气净化器或加湿器。

**温馨提示：** 在使用空调时，可不要为了贪图凉快或温暖而长时间将门窗紧闭。空调必须定期清洁除尘，保持室内空气新鲜。

开空调，要通风，
室内空气要流通。

# 戒烟限酒，"门户"健康

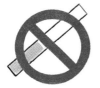

戒烟！

香烟产生的烟雾长期刺激呼吸道，可导致呼吸道上皮纤毛受损、气道清除率低下、黏液分泌亢进，甚至造成气道闭塞，气体交换受限。儿童长期生活在被动吸烟的环境中，会引起肺功能降低，易患呼吸系统疾病。

饮酒虽然不会直接损害呼吸道，但大量饮酒可降低肝脏的解毒能力，从而降低人体的免疫力。

口腔、鼻腔是呼吸系统的"门户"，应改掉拔鼻毛、挖鼻孔、不刷牙等不良习惯；要经常用盐水和清水漱口，多饮水，保持口腔湿润度；在雾霾天气停止户外运动，外出佩戴 $PM_{2.5}$ 防护口罩等，都有助于呼吸系统"门户"的健康，将病原体拒之于门外。

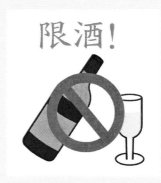

限酒！

# 常做鼻部保健操，"门户"更健康

做鼻部保健操可通过手指的按摩作用机械地刺激鼻部血管，使其扩张，血流加快，供给鼻部的营养增多，从而增强鼻部的抵抗力。

**方法：**头正颈直，两眼微闭，口微闭合，舌舔上腭，以鼻呼吸，缓慢均匀。先用双手食指指腹从鼻根部沿鼻梁上下轻轻按摩 20 次，再用右手食指沿鼻子周围轻轻按摩 20 圈，然后用拇指、食指捏住鼻翼两侧上下移动 20 次，捏紧、松开，再捏紧、松开，共 20 次，最后用手掌轻轻拍打鼻部 20 次，接着进行几次深呼吸运动（尽量扩胸收腹）。（图 1-6）

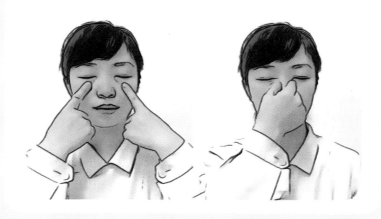

图 1-6 鼻部保健操

**鼻部保健操小贴士：**

① 按摩前要将手洗净擦干；冬春季节手凉时两手互相搓热。

② 按摩动作要轻巧、柔和，不可用力重压，以免损伤鼻黏膜。

③ 鼻部有疖肿、疮、出血时不宜做鼻部按摩，以免加重病情。

④ 选择在空气清新的地方做保健操，时间以早晨为最好，并持之以恒。

## 美味、健康两不误，用食物滋润我们的肺

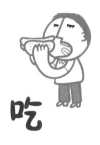

食物虽然不能够清除 PM2.5，但却能在一定程度上改善咽喉和呼吸道干、痒、痛等症状，起到清热、润燥、利咽的作用，有利于肺的滋润。生活中的常见食材如银耳、雪梨、百合、黑木耳、蘑菇、莲藕、山药等具有生津润肺、补脾养胃、补肺益肾等功效，饮食中可适当增加摄入。

## 鼓起勇气"铆"[①]一针——打流感疫苗、肺炎疫苗

◎**流感疫苗**

流感疫苗用于预防流行性感冒，可减少接种者患流感的机会或减轻流感后的症状，适用于任何可能感染流感病毒的健康人。接种流感疫苗的最佳时机是在每年的流感流行季节开始前。我国冬春季是每年的流感流行季节，因此，九月份、十月份是最佳接种时机。当然流感流行以后接种也有预防效果。

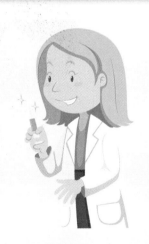

◎**肺炎疫苗**

接种肺炎疫苗是预防肺炎的有效方法，可以在全年任何时间接种，也可以与流感疫苗同时接种，接种后的保护期限一般为 5 年。我国为了进一步做好"三级预防"，规定 60 岁以上的老人，只需要

①四川方言：扎的意思。

花费 10 元钱便可以在疾病预防控制中心或社区医院注射价值数百元的肺炎疫苗。

## 养肺保健康，呼吸康复操你做了吗

据相关调查统计，几乎一半以上的人呼吸方式不正确，典型的表现为：呼吸太短促，在吸入的新鲜空气尚未深入肺叶下端时就匆匆呼气。这样的呼吸每次换气量少，致使体内的二氧化碳累积，加之长时间脑力工作，容易导致脑部缺氧，出现头晕、乏力、嗜睡等办公室综合征。

更值得警惕的是，很多办公环境的通风条件不太好，加之呼吸方法不正确，呼吸效率降低，从而加速呼吸器官及其他全身组织器官产生退行性改变。正确的呼吸方法或呼吸康复操可以帮助我们增强肺功能，锻炼呼吸肌的肌力和耐力，改善气体交换，减轻精神压力，释放紧张情绪。

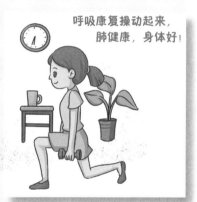

呼吸康复操又称为呼吸操，是换气运动和身体运动的体操，主要是躯干和上肢配合的运动。

### ◎对号入座，呼吸康复操练起来

①呼吸系统疾病。呼吸系统疾病包括慢性阻塞性肺疾病、哮喘、间质性肺疾病、肺源性心脏病等。

②呼吸肌无力。呼吸肌无力的病因包括高位脊髓损伤、神经肌肉疾病。

③限制性通气障碍。限制性通气障碍包括严重驼背和脊柱损伤。

④老年人及长期卧床者。

⑤胸腹部手术前后。

⑥心血管疾病如冠心病、高血压等。

⑦处于焦虑、紧张、应激状态的人。

### ◎呼吸肌训练方法

①取坐位，全身放松，两手自然下垂或放于腹部，深吸慢呼。

②取坐位，两手分别放在双膝上，身体前倾 15°，双眼凝视脚尖，深吸慢呼。用鼻子吸气，用口呼气。呼气时间是吸气时间的 2~3 倍。（图 1-7）

每天坚持锻炼可有效增加膈肌、腹肌和胸部肌肉的活动度，增大肺容量，促进肺泡残气排出，从而改善肺通气功能。

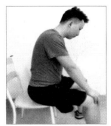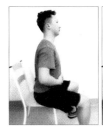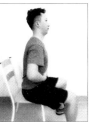

吸气　　　　　呼气　　　　　　　吸气　　　　　呼气

图 1-7　呼吸肌锻炼

### ◎全身呼吸康复操

全身性的呼吸康复操锻炼就是将腹式呼吸和扩胸、弯腰、下蹲等动作结合在一起，起到进一步改善肺功能和增强体力的作用。呼吸康复操锻炼要领有十个字：**深吸气、慢呼气、腹式呼吸**。

我们结合中医养生操八段锦、太极拳和风靡欧洲的婵柔操，形成了一套独有的呼吸康复操。该套呼吸康复操既保留了传统养生操的精华，又融入了现代康复锻炼的技巧。（图 1-8）

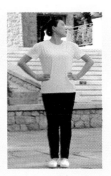

第一节：头颈运动

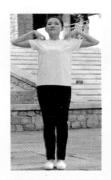

第二节：肩部运动

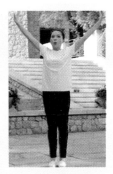

第三节：双臂交替
上举下落

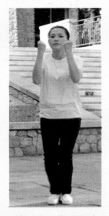

第四节：曲肘伸臂

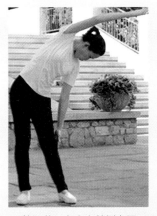

第五节：左右交替侧弯腰

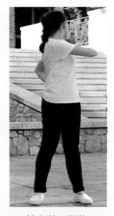

第六节：侧体 90°

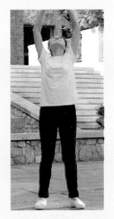

第七节：双手向上托举

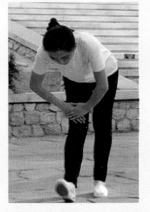

第八节：抬腿屈膝，下落勾脚

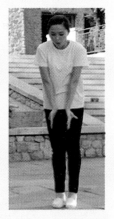

第九节：双脚尖上踮

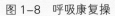

图 1-8 呼吸康复操

**呼吸康复操小贴士：**

①带氧锻炼。如果需要常规吸氧，可带氧运动。延长吸氧管，方便患者在家中活动，或使用便携式蓄电制氧机或氧气罐，让患者能外出活动。

②活动过程中如感不适，应暂停运动；如出现气喘、气促加重等症状，马上暂停运动；如果出现无法缓解的气促、心跳加快或不规律、头晕眼花等症状，要立即到医院就诊。

**为啥子要练呼吸康复操？**

可以改善关节活动，
可以增强肌肉力量，
可以放松肌肉、精神，
可以改善呼吸肌功能，
可以改善心肺功能，
可以改善整体体能，
可以减轻呼吸困难症状，
可以改善精神状态，
可以……

扫描二维码
获取呼吸康复操视频

# 江湖传奇八段锦

八段锦是我国传统的健身体操，据传起源于北宋，为国之瑰宝。其动作简单易行，功效显著，可强身健体，增强抵抗力，防治多种疾病。（图1-9）

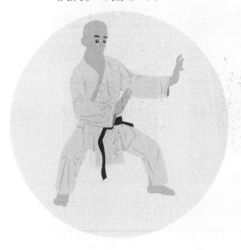

其中，八段锦中采用的呼吸方法（内养功呼吸法）可使呼吸深长，增加肺活量，有利于氧气和二氧化碳的交换。同时，八段锦练习能使心肌收缩力增强，搏血量增多，缓解心脏的压力，能有效地改善血管的弹性状况，提高肺循环功能，增加血容量，改善血液的浓度和流动速度，对于改善和提高老年人的呼吸肌肌力有着积极作用。

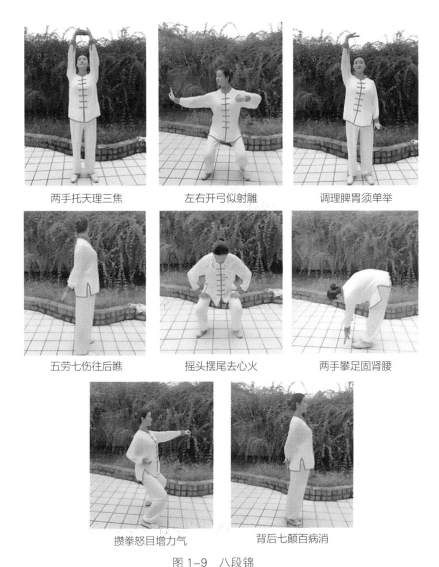

两手托天理三焦        左右开弓似射雕        调理脾胃须单举

五劳七伤往后瞧        摇头摆尾去心火        两手攀足固肾腰

攒拳怒目增力气        背后七颠百病消

图 1-9  八段锦

（徐玲    王珏    杨荀）

## 参考文献

[1] 李为民，刘伦旭.呼吸系统疾病基础与临床 [M].北京：人民卫生出版社，2017.

[2] 吴小玲，金洪.畅呼吸临床实用指南 [M].成都：四川科学技术出版社，2014.

[3] 邓艳芳，陈锦秀.八段锦单举式对慢性阻塞性肺疾病患者康复效果的影响 [J].中华护理杂志，2015, 50（12）:1458-1463.

# 第二章

# 捂紧你的口罩，敲下四面"霾"伏下的抗霾"right"键

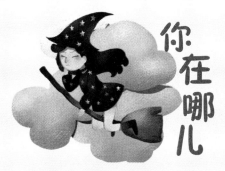

你在哪儿

"世界上最遥远的距离不是生与死，
而是我视力 1.5，
你明明站在我面前，我却看不见你。"

"秋冬毒雾杀人刀"，这里所说的"杀人刀"就是我们所说的雾霾。雾霾为何如此凶险？它对人体会产生哪些影响？让我们一起来揭开这把隐形"杀人刀"的神秘面纱吧！

## "雾"与"霾"傻傻分不清楚

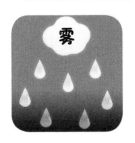

**雾** 在水汽充足、微风及大气稳定的情况下，相对湿度达到 100% 时，空气中的水汽便会凝结成细微的水滴悬浮于空中，使地面水平的能见度下降，于是便产生了雾。

---

① right，正确的意思。

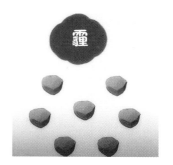

霾 也称阴霾、灰霾，是指原因不明的大量烟、尘等微粒悬浮而形成的浑浊现象。霾的核心物质是空气中悬浮的灰尘颗粒，气象学上称为气溶胶颗粒。

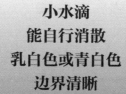

**小水滴**
**能自行消散**
**乳白色或青白色**
**边界清晰**

**雾**

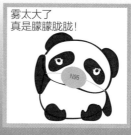

雾太大了
真是朦朦胧胧！

**小颗粒**
**靠风吹消散**
**黄色或橙灰色**
**界限模糊**

**霾**

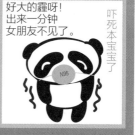

好大的霾呀！
出来一分钟
女朋友不见了。

吓死本宝宝了

## 呼吸系统疾病的元凶之一 ——霾

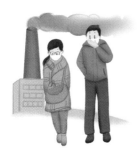

霾的组成成分非常复杂，包括数百种大气化学颗粒物质。其中有害健康的主要是直径小于10微米的气溶胶颗粒，如矿物颗粒物、海盐、硫酸盐、硝酸盐、有机气溶胶颗粒、燃料和汽车废气等，它们能直接进入人体，并粘附在

我们的呼吸道和肺泡中，引起急性上呼吸道感染、急性支气管炎及肺炎、哮喘发作，诱发或加重慢性支气管炎等。对于支气管哮喘、慢性支气管炎、慢性阻塞性肺疾病等慢性呼吸系统疾病患者，雾霾天气可导致病情急性发作或加重。如果长期处于这种环境还会诱发肺癌。小朋友更易受到雾霾的侵袭，因为他们的鼻子、气管、支气管黏膜比较娇嫩，且肺泡数量较少，弹力纤维发育较差，间质发育旺盛。

## 心血管系统也逃不过"霾"的魔掌

雾霾天对人体心脑血管疾病的影响也很严重，会阻碍正常的血液循环，导致心血管病、高血压、冠心病、脑出血，还可能诱发心绞痛、心肌梗死、心力衰竭等。霾中有大量的有害悬浮微粒，被人体吸入后，会刺激人体的神经系统，尤其会引起迷走神

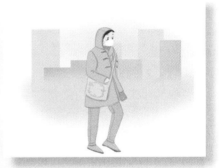

经兴奋，造成心脏神经的紊乱，对心衰的患者还会造成气急，透不过气来。同时，霾通过肺吸入以后，会进入血管，损伤血管内皮。目前，霾已经成为引发冠心病等心血管疾病的高危因素。

## 雾霾可能还会让你抑郁

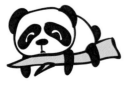

莫名其妙感到心情低落

在雾霾天，由于光线较弱，大气压较低，容易使人情绪低落，产生悲观情绪，感到沉闷、压抑，从而刺激或者加剧心理抑郁的状态。

## 雾霾易引发传染病

雾霾天导致近地层紫外线减弱，使空气中的传染性病菌的活性增强，传染病增多。

## 孩子长不高，霾也有"功劳"

由于雾霾天日照减少，紫外线照射不足，孩子体内的维生素 D 合成不足，对钙的吸收大大减少，从而影响孩子长高。长期处于雾霾天气，还会导致幼儿患佝偻病，造成儿童生长减慢。

雾霾，
为什么我这么矮？

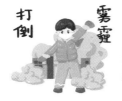

心疼深陷"霾"伏的自己两秒钟，速速按下抗霾"right"键，前方有雾霾，我们有对策。

## 霾就在那里，还锻炼吗

许多人有晨练的习惯，并且常年坚持，风雨无阻，非常值得称赞。但是我们要告诉大家，雾霾来袭时，一定是躲为上计，务必停止室外晨练。这是因为在晨练时，人体需要的氧气量增加，呼吸会逐渐加深，而随着呼吸的加深，空气中的有害物质更容易

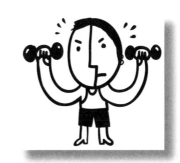

被吸入呼吸道，在这种情况下，不但不能增强体质，反而会危害健康。

雾这么厉害，但却见光就散。我们最好在太阳出来后再晨练，因为大雾遇到太阳会在很短的时间内消散。掐指一算，冬天室外锻炼比较好的时间段是上午 9 点以后。

## 雾霾当道，戴对口罩才有用

当遇到雾霾天气时，要尽量减少外出。必须外出时，可参考气象部门发布的空气质量情况，在出现霾黄色、橙色预警或 $PM_{2.5}$ 指数较高时，应选择佩戴 N95 口罩进行防护。

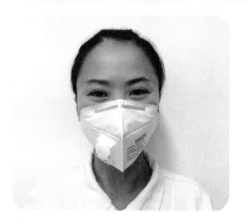

**划重点，不是所有口罩都可以防 $PM_{2.5}$！**

**纱布口罩：**其过滤效果差，对 $PM_{2.5}$ 几乎没有阻隔作用。

**活性炭口罩：**其活性炭成分可以消除一些异味，但并没有明显增加对颗粒物的防护效果。

**医用口罩：**分医用一次性口罩和 N95 口罩。相比而言，N95 口罩的防霾效果更加理想。为了保证防护效果，N95 口罩佩戴 4 小时后需要更换。

## 呼吸道"门户"的清洁要做好

在雾霾天气，进门需做好三件事：洗脸、漱口、清理鼻腔。

洗脸最好选用温水，可以将附着在皮肤上的阴霾颗粒有效清洁干净。漱口的目的是清除附着在口腔内的脏东西、有害物质。最关键的是清理鼻腔，清理鼻腔时，一定要轻轻吸水，避免呛咳。家长在给儿童清理鼻腔时，可以用干净棉签蘸水，反复轻柔清洗。

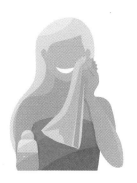

雾霾又双叒叕①来了，我们更要吃好喝好！

## 抗霾的饮食之道

◎**维生素 D 适量补**

秋冬季节雾霾多、日照少，由于紫外线照射不足，人体内维生素 D 合成不足，有些人还会产生精神懒散、情绪低落等现象，可多吃含维生素 D 的食物，必要时可直接服用维生素 D。含维生素 D 的食物有三文鱼、虾、牛奶、鸡蛋等。

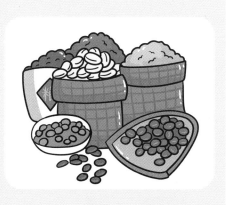

①又双叒叕：网络用语，读作"yòu shuāng ruò zhuó"，强调之前经常出现的某一事物再次出现，或经常发生的某一事件再次发生。

### ◎清淡饮食，多喝水

在雾霾天，宜选择清淡易消化且富含维生素的食物，多饮水，多吃新鲜蔬菜和水果，这样不仅可补充各种维生素和无机盐，还能起到润肺除燥、祛痰止咳、健脾补肾的作用。少吃刺激性食物，多吃梨、枇杷、橙子、橘子等清肺的水果或菠萝、木瓜、苹果等化痰的水果。

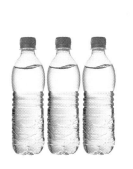
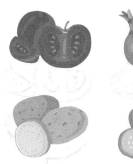
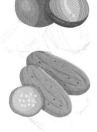

### ◎多喝清肺、润肺茶

罗汉果茶可以防治雾霾天吸入污浊空气引起的咽部瘙痒，有润肺的良好功效，尤其是午后喝效果更好。因为清晨的雾霾最重，中午逐渐散去，人们在上午吸入的灰尘杂质比较多，午后喝清肺、润肺茶有及时清肺、润肺的效果。

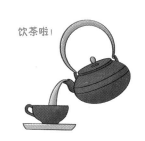

### ◎肺常好，需排毒

萝卜是肺的排毒食物。在中医医学中，大肠和肺的关系最密切，肺排出毒素的程度取决于大肠是否通畅。萝卜能帮助排便，生吃或凉拌都可以。此外，肺向来不喜欢燥气，在燥的情况下容易导致毒素积累。蘑菇、百合有很好的养肺滋阴的功效，可以帮肺抗击毒素。食用百合时加工时间不要过长，否则其中的汁液会减少，防毒效果大打折扣。

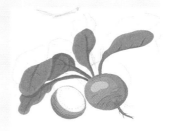

"民以食为天"，食物作为我们生命代谢不可或缺的必备品，对人体健康具有重要的作用。我们应合理、规律饮食，同时通过正确的食疗对抗雾霾。

## 顺利度过雾霾天，自我管理少不了

慢性呼吸系统疾病患者遇上雾霾天可谓是雪上加霜。特别在冬季持续低温的雾霾天气，应该警惕呼吸系统疾病的加重，注意防护。同时需注意调节情绪，因为雾霾天日照不足，空气潮湿阴冷，光线较弱，气压较低，人体分泌的松果体素较多，甲状腺素、肾上腺素的分泌相对降低，人体神经细胞也因此变得不活跃，整个人无精打

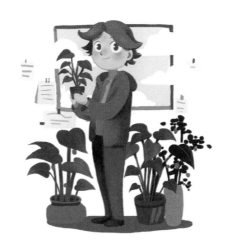

采。心理脆弱、有心理障碍的人在这种天气会感觉心情异常沉重、精神紧张、情绪低落。因此，这类人群在雾霾天要注意情绪调节，可以听听音乐，看一些喜剧类影视片等，以放松心情。此外，慢性呼吸系统疾病患者要坚持按时服药，定期到呼吸专科门诊随访，同时要加强居家自我病情监测。这在一定程度上可以帮助患者减少疾病加重的风险，改善生活质量。病情一旦出现变化，"早就医，早诊断，早治疗"是永远不变的准则。

（蒋丽　万群芳　王珏）

## 参考文献

[1] 郎铁柱. 雾霾、空气污染与人体健康 [M]. 天津：天津大学出版社，2015.

[2] 李海斌，罗翼新，宋承谕，等. 雾霾天气空气污染对机体呼吸系统的急性损伤效应研究 [J]. 中华预防医学杂志, 2015, （4）:392-394.

[3] 范志红. 加强膳食营养可降低雾霾危害 [J]. 食品工业科技，2015，（9）:14-15.

[4] 徐东群. 雾霾与健康知识问答 [M]. 北京：化学工业出版社，2013.

人人皆知**抽烟有害健康**！那为何很多人还要舍生忘死地抽烟呢？回答最多的就是：

**我抽的不是烟，是寂寞！**

我抽的不是烟，是寂寞！

**抽烟时吞云吐雾的感觉又酷又爽！**
**抽烟是为了合群，为了应酬，为了释放压力！**
**反正无聊就想抽烟，已经是一种习惯了。**

理由千万种，其实原因就一种——你只不过已经上瘾罢了！你并不是在享受抽烟的感觉，而只是受不了不抽烟的滋味。

下面，我们就一起来聊一聊你的一副好身躯是如何倒在香烟之下的。

## 香烟的前世与今生

香烟的重要组成成分是烟草。烟草是主产于南美洲的一种植物，其叶子可用来咀嚼或做成卷烟来吸。最早享用烟草的是美洲的印第安人。烟草后来演变成今天的香烟。其制法是把烟草烤干后切丝，然后用纸卷成筒条

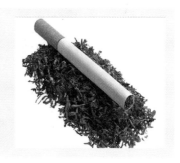

状。吸烟时把其中一端点燃，然后口吸另一端。

## 吸烟其实是换了一种方式吸毒

香烟的烟雾中含有 4 000 多种化学物质，其中，已有 400 多种被确认为对人体有害，约 60 种为致癌物质或协同致癌物质。香烟最典型的有害成分有以下几类：

**烟焦油** 它是指香烟烟嘴内积存的一层棕色油腻物，俗称烟油。烟焦油中含有致癌物质和促癌物质，可直接刺激气管、支气管黏膜，

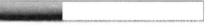

癌症加载中……

使其分泌物增多、纤毛运动受抑制，造成气管、支气管炎症；烟焦油被吸入肺后产生酵素，使肺泡壁受损，失去弹性，膨胀、破裂，形成肺气肿；烟焦油粘附在咽、喉、气管、支气管黏膜表面，积存过多、时间过久可诱发细胞异常增生，形成癌症。

**苯并芘** 它是一种常见的高活性间接致癌物。其吸入肺部的比率较高，它经呼吸道被吸入肺部，进入肺泡甚至血液，导致肺癌和心血管疾病的产生。

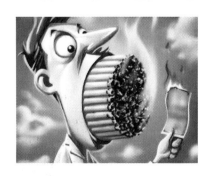

**重金属** 香烟中的重金属种类较多，危害比较重的有镉（Cd）、铬（Cr）、砷（As）、铅（Pb）等。它们会刺激人的皮肤、黏膜、消化道，长时间积累会引起慢性中毒，导致肾功能损害以及破坏代谢系统等。

**尼古丁** 它又名烟碱，是一种存在于茄科植物（茄属）中的生物碱，也是烟草的重要成分。尼古丁会使人上瘾或产生依赖性（最难戒除的毒瘾之一），人们通常难以克制自己。重复使用尼古丁会加快心跳，升高血压，降低食欲；大剂量的尼古丁会引起恶心及呕吐，严重时导致死亡。

## 吸烟有害健康！这绝对不只是口号

随着社会经济的发展，香烟已被视为一种待客之道、一种传统习惯，甚至成了社交的敲门砖，越来越多的人把吸烟作为成熟的表现、耍帅的手段。然而由于烟草的成瘾性、难戒断性，它对人体的伤害简直就是持久输出！

有关数据显示，20 世纪一共有 1 亿人死于烟草制品，死于烟草的总人口数量超过了战争导致的死亡人数。如果照此趋势发展，21 世纪将有 10 亿人死于烟草。我国是最大的烟草生产国和消费国，现有烟民人数超 3 亿，其中有 1 500 万是青少年。每年因吸烟死亡的人数超过 100 万，约有 7.4 亿不吸烟的人正在遭受二手烟的危害。吸烟致癌已经是公认的事实，已经成为成年人可避免死亡原因中最大的一个，其危害程度超过了酗酒和不良饮食习惯。

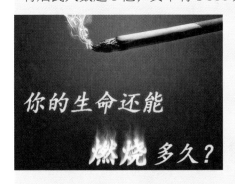

◎饭后一根烟，送你见神仙

"饭后一根烟，赛过活神仙"往往被烟民用来形容吸烟的快活。事实上，吸烟确实可以大大拉近我们跟"神仙"的距离，只不过不是幸福感的近距离，而是寿命的明显缩短。有关研究显示，平均每吸一支烟会缩短 11 分钟的寿命。当然这个数字不一定准确，但是可以肯定的是，不吸烟者大多比吸烟者要长寿。

此外，一项国际最新调查表明，吸烟的人睡眠时间比不吸烟的人要少，并且睡眠质量也较差，其中尼古丁是影响睡眠的罪魁祸首。睡眠质量差不仅使人在清醒后精神状态差、工作效率减低，还会产生肥胖、糖尿病、心脏病等健康问题。

### ◎烟袅袅兮心肺寒，香烟入肺不复还

吸烟时，呼吸系统受吸烟的危害最大。吸烟后呼吸道的急性反应是气道收缩、狭窄，长此以往，将引起气道闭塞，换气受限。吸

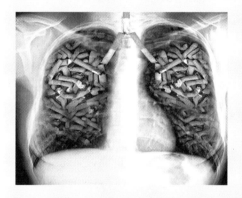

烟还可引起呼吸道过敏性变化，随着吸烟量的增多，呼吸道过敏度也随之亢进，导致过敏性疾病的发生。此外，吸烟还会导致碳氧血红蛋白增加，动脉血氧饱和度下降，纤毛运动抑制，气道的清除率下降，酸碱代谢异常，免疫功能变化等。吸烟者患慢性气管炎的发病率较不吸烟者高 2~4 倍。吸烟是导致肺癌、慢性支气管炎、肺气肿和慢性气道阻塞的主要因素之一。

## 你吸的每一口烟都是你对自己身体的糟蹋

### ◎吸烟与肺癌

吸烟是导致肺癌的重要危险因子。据报道，80% 以上的肺癌患者有吸烟史。流行病学调查显示吸烟量与肺癌死亡率之间有明显的剂量 – 反应关系。每日吸烟次数多、吸烟时间长、吸烟指数高的吸烟者，其肺癌死亡的危险度增高；吸烟开始年龄越早，肺癌的危险

度也越高。目前，我国肺癌的死亡率已由 20 世纪 70 年代位于癌症死亡率第四位攀升为第一位。

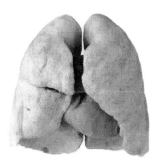 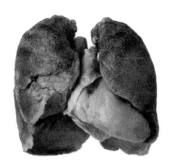

吸烟前　　　　　　　　　　　吸烟后

### ◎吸烟与慢性阻塞性肺疾病

慢性阻塞性肺疾病是以多年的渐进型慢性通气受限为主要特征的疾病。流行病学研究显示，吸烟引起的呼吸功能障碍随着年龄的增加而加重，呼吸功能会随着年龄的增长而降低。吸烟将大大加快呼吸功能降低的速度，使呼吸功能迅速降低至警戒线之下。

### ◎吸烟与其他呼吸系统疾病

①吸烟作为哮喘发作的诱因，也是支气管哮喘的恶化因子。

②自发性气胸的发病，吸烟者较多，戒烟后复发率降低。

③特发性间质性肺炎在男性吸烟者群体中发病较多，而合并肺癌的患者几乎都是吸烟者。

④睡眠呼吸暂停综合征对日常生活的影响较大，而吸烟者的睡眠呼吸暂停综合征的发病率较不吸烟者明显提高。

### ◎常吸香烟，影响后代

我们身边时常有备孕或家有孕妇的男性会主动或被动戒烟，这是为什么呢？因为长期吸烟者的精子授精能力由于受香烟中尼古丁的影响较不吸烟者下降 75%。

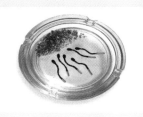

孕妇吸烟不仅会危害自身的健康，同时还可能对胎儿造成伤害。香烟中所含的烟碱和尼古丁会造成全身血管病变，子宫血管因此受累。吸烟使怀孕早期容易发生流产，而到中期则易发生怀孕期间最危险的并发症之一——

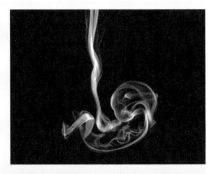

高血压，即妊娠期高血压综合征（简称"妊高征"）。有关研究表明烟雾中的致癌物质还能通过胎盘影响胎儿，致使其后代的癌症发病率显著增高。

### ◎ 长得丑不一定是因为基因，也可能是因为吸烟

烟草燃烧时释放出的有毒物质进入人体后，不仅损害心脏和肺以及消耗体内的维生素C，而且会影响皮肤健康。它像阳光的曝晒一样，能导致弹性蛋白和弹性纤维变粗或断裂。另外，吸烟还会减少皮肤的氧气供应，影响皮肤主要成分——胶原的形成并导致皮肤干燥。这一切都将加剧皱纹的形成。对女烟民来说，还会影响雌激素的分泌。

### ◎ 吞云吐雾一时爽，骨质先衰危害多

吸烟难道还会骨质疏松？很多烟民可能会对此产生疑问。吸烟确实能够导致骨质疏松。其原理是烟草中的尼古丁可影响钙的吸收，会抑制成骨细胞，刺激破骨细胞的活性。其他暂且不说，单单是钙吸收下降就会让一部分骨钙释放入血以维持正常的血钙水平，如此就会使骨密度降低，引发骨质疏松。

### ◎ 吸烟致癌，为何有人不吸也"癌"起了？

有人会说，烟对人体的伤害太大了，我不抽烟就好了。然而，即使你不抽烟，在我们日常生活、工作的周围环境里肺也有可能被烟熏。吸烟分为主动吸烟和被动吸烟，主动吸烟者吞吐的香烟烟雾会伤害他及周围的人，特别是婴幼儿。吸烟时，烟卷经燃烧散发的

烟雾可分为主流烟雾和支流烟雾两种。被动吸烟者主要吸入的是支流烟雾，而主动吸烟者吸入的主流烟雾在体内被吸收的仅占70%，还有30%又呼出体外，混入支流烟雾中。被动吸烟者吸入的支流烟雾成分从定性上来讲与主流烟雾基本相同，但在数量上却有所差别，其有害成分比主流烟雾高。由此可见，被动吸烟不仅将遭受到与主动吸烟相同的危害，而且被动吸烟是不设防的，对健康的损害会更严重。

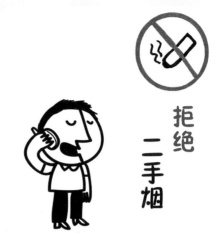

有关被动吸烟的研究可以追溯到 20 世纪 60 年代初。美国的流行病学者在死因队列研究中调查了人群中被动吸烟的情况。被动吸烟者处于环境烟气中的眼、鼻、喉受到刺激，引起咳嗽。被动吸烟对于家庭中的老年人和儿童的呼吸系统影响更大，可使呼吸道的细胞退化，肺部变得易渗透，为毒素、污染物和微生物的侵袭提供方便。吸烟是肺癌的重要致病因素之一，而被动吸入烟雾也是人类致癌的一个原因，使不吸烟者患肺癌的风险增加。

## 马上戒烟，为时不晚

说了那么多吸烟对身体的影响，大家都知道吸烟或可导致死亡，那我们更应明白戒烟可使每一位吸烟者受益。一项调查显示，美国有超过 19% 的烟民有戒烟意愿并愿意为之付出努力。然而，大部分烟民都半途而废，其中有三分之二的烟民没有尝试戒烟治疗便放弃了。

究其原因，要从关于戒烟的相关谣言说起。

谣言：

**我是老烟民，突然戒烟会打乱身体平衡，导致大病一场！**

**我是老烟民，戒烟已经没有必要了！**

**我吸的是高档烟，低烟焦油，抽再多都不是问题！** ……

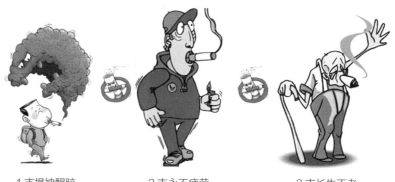

1 支提神醒脑　　　　　　2 支永不疲劳　　　　　　3 支长生不老

事实上，无论是老年人还是年轻人，也无论吸烟时间有多长，只要成功戒烟，对身体一定有益。有关研究发现，60 岁、50 岁、40 岁和 30 岁时戒烟，分别能赢得约 3 年、6 年、9 年、10 年的预期寿命。总之，任何年龄段戒烟都能延长寿命。所谓的低烟焦油含量也通常是通过卷烟过滤嘴上的侧孔实现的，侧孔畅通才能保证稀释烟草中的烟焦油含量，但一般人吸烟时侧孔往往被手指或嘴唇覆盖，也就失去了过滤的作用，所以如果没有掌握使用过滤嘴的正确方法，吸入的烟焦油含量实际上并没有降低。有关研究表明低烟焦油烟的致癌性并没有降低，反而因尼古丁含量降低，欲望不能被满足，诱发吸烟者更多的吸烟行为。我们要认识到吸烟成瘾不是一种行为习惯而是一种慢性疾病，需要进行反复干预及多次尝试戒烟。

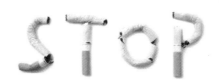

# 掌握戒烟小窍门，与香烟说"goodbye！"

### ◎树立信心，我要戒烟

烟民要充分认识吸烟对自己及他人的危害，树立起戒烟的决心和信心，不要认为自己抽烟历史较长而戒不掉，要相信自己一定行！一定会戒掉！有了自信这一强大的精神力量，戒烟定会成功。

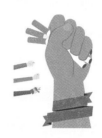

我要戒烟！

### ◎排除香烟的诱惑

许多人吸烟往往把一定的生活、环境、情绪状态与之联系在一起，因此，戒烟时可以设法避免这些因素的影响。例如，在写作或思考问题时喜欢抽烟的人，应当有意识地在身边少放烟，或放点瓜子、糖果之类的东西来替代；饭后及时刷牙或漱口；穿干净无烟味的衣服；用钢笔或铅笔取代手持香烟的习惯动作；少去酒吧，少参加宴会，避免与烟瘾重的人在一起。除此之外，戒烟期间应少吃肉，因肉类所含的嘌呤物质会刺激人想吸烟；戒烟期间不要吃辣椒、芥末、醋、番茄酱、酸菜和加了香料的食物，因为这些食物可刺激吸烟的欲望，自己本身是觉察不出来的；戒烟的同时，也要少喝咖啡，少饮酒。

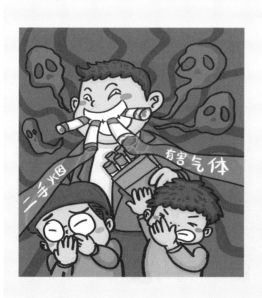

### ◎戒烟计划巧制订，循序渐进更容易

要求戒烟者很快将烟完全戒掉是比较困难的，对烟瘾大的人来说更不现实，因此，应采取逐步戒烟的方法。抽烟成瘾者往往是在下意识状态下抽烟的，所以在戒烟前要制订一个戒烟计划，计算好每天吸烟的支数，每支烟吸多长时间，将下意识抽烟习惯转变为有意识地控制抽烟。在戒烟过程中要逐步减少每天吸烟的

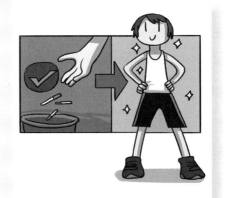

支数，逐步延长吸烟的间隔时间，如两天减少一支烟，一天减少一支烟，半天减少一支烟，这样不断递减；一小时抽一支烟，两小时抽一支烟，半天抽一支烟，间隔时间不断递增，最后达到戒烟的目的。

### ◎家人监督不可少，药物治疗也重要

在整个戒烟过程中家庭成员的帮助也是不可或缺的。家庭成员应随时提醒戒烟者吸烟的危害，还可帮助戒烟者制订戒烟计划并监督其执行。

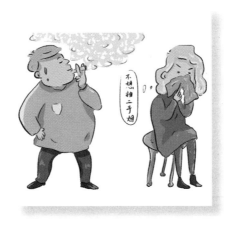

### ◎药物疗法辅助戒烟

药物疗法辅助戒烟可缓解尼古丁戒断综合征。《美国公共卫生指南》公布了 7 种能够有效增加长期戒烟效果的一线临床戒烟用药，包括 5 种尼古丁替代疗法的戒烟药（尼古丁咀嚼胶、尼古丁吸入剂、尼古丁口含片、尼古丁鼻喷剂和尼古丁贴剂）和 2 种非尼古丁类戒烟药（盐酸安非他酮缓释片和伐尼克兰）。使用任何一种一线药物的戒烟者其长期戒断成功率均

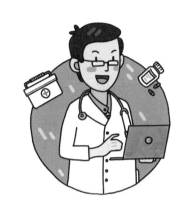

会提高一倍。该指南还推荐了两种二线戒烟药物，它们是可乐定和去甲替林。

（曾奕华　刘美成　王珏）

## 参考文献

[1] 刘志强，何斐，蔡琳.吸烟、被动吸烟与肺癌发病风险的病例对照研究 [J]. 中华疾病控制杂志，2015，19（2）:145-149.

[2] 吴超群，吕筠，李立明.体力活动、膳食和吸烟行为的环境影响因素 [J]. 中华疾病控制杂志，2013，17（5）:442-446.

[3] 林沛茹，何雩霏，张颖，等.吸烟者戒烟的影响因素分析 [J]. 实用医学杂志，2013，29（9）:1467-1470.

[4] MOZAFFARIAN D, AFSHIN A, BENOWITZ N L, et al. Population approaches to improve diet, physical activity, and smoking habits: a scientific statement from the American Heart Association[J]. Circulation, 2012, 126（12）:1514-1563.

# 第四章

特殊人群的呼吸保卫战

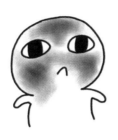

我也不想这么黑，
奈何生活不易！

## 地下"卫士"的尘肺之殇，你了解吗？

与粉尘接触作业的工人、城市建设中的地下"卫士"，由于长期处于生产性粉尘浓度较高的环境，加之过于疲劳、营养状况较差、身体抵抗力下降等不良因素的影响，常常引起尘肺、肺结核、支气管炎、肺气肿、慢性阻塞性肺疾病等多种呼吸系统疾病。尘肺是由于长期吸入大量生产性粉尘，并在肺内潴留而引起以肺组织弥漫性纤维化为主的全身性疾病，其临床表现为胸闷、胸痛、气短、咳嗽、咳痰、心悸、呼吸困难、呼吸功能下降，合并肺部感染，并不断加重，最后死于呼吸衰竭或其他并发症。

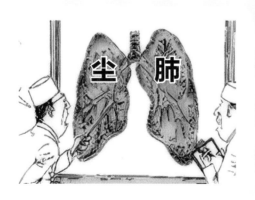

尘 肺

此外，尘肺患者并发肺结核的概率大大增加，从而使原有的病情加速恶化。

尘肺毁灭的不仅仅是一个人，而是一个家庭，那么我们该怎么防护呢？

## 尘肺虽可怕，正确防护作用大

尘肺虽不可治愈，但却可预防。在与粉尘接触作业的过程中应保持湿式环境，比如分层注水或作业环境内外喷雾，以达到净化通风等效果的综合防尘措施，最终使作业场所生产性粉尘的浓度得到有效控制。

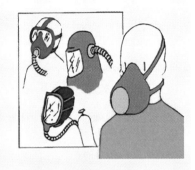

同时应增加或改进通风排尘（毒）设施，研制低毒焊条，并加强个人防护。在固定的作业场所应安装通风除尘设施；在密闭容器或通风不良的环境作业，必须要有人监护，有通风换气和急救措施；个人防护除使用防护面罩外，还应戴上防尘口罩、手套，穿好工作服，尽量不暴露皮肤，下班应洗澡更衣；此外，还应注意不在作业时吸烟、进食等，防止尘肺的发生。

## 营养均衡体质强，战胜尘肺多一筹

### ◎维生素作用大，适量补充少不了

长期处于生产性高浓度粉尘环境中，会导致人体内的过氧化产物增多以及相关酶（例如超氧化物歧化酶、谷胱甘肽过氧化物酶、过氧化氢酶等）的活性升高，因此需要及时清除体内的过氧化产物，

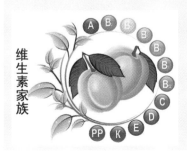

并补充一些非酶类的抗氧化物质，如维生素 C、维生素 A、维生素 E、胡萝卜素等，以及具有抗氧化作用的微量元素锌、硒等。锌、硒等能够增强体内过氧化物酶、超氧化物歧化酶等的活性，促进对体内的过氧化物的清

除。维生素 E、维生素 C 属非酶类系统抗氧化剂。维生素 E 本身极易被氧化，因此可竞争自由基对生物膜的作用，从而保护生物。目前已证实，维生素 E 有清除自由基、阻断脂质过氧化、增强谷胱甘肽过氧化物酶和过氧化氢酶的活性的作用；维生素 C 为水溶性抗氧化剂，能抑制细胞外的自由基反应。

### ◎ 合理膳食，营养丰富免疫好

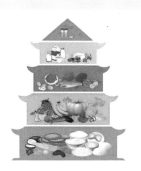

日常膳食中，要注意选择高蛋白、高维生素、清淡且易消化的食物，如瘦肉、豆腐、蛋、鱼、新鲜蔬菜、水果等；多汗或服用利尿剂时可选用含钾高的食品，如核桃汁、鲜蘑菇等；尿少水肿者，应限制水、盐的摄入。

### ◎ 定期体检不能忘

定期进行胸部影像学检查（包括 X 线、CT），可早期发现尘肺，所以体检是在保证预防为首要前提下，最大限度地控制相关职业病的发生或发展的重要手段。

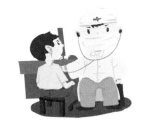

## 建筑"美容师"的呼吸之疼

房屋装修人群是城市建筑的"美容师"，他们接触的材料如化纤地毯、纯毛地毯、地毯专用胶垫、装饰或家具用人造板、细木工板、胶合板、复合地板、软木、家具涂层的树脂油漆、涂料漆等，往往是室内空气污染的主要来源，它们会释放主要包括苯系物、甲

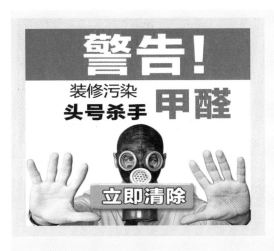

醛、乙醛、脂肪酸、丙烯酸盐、异氰酸盐、苯乙烯酸、萜烯等挥发性有机物。房屋装修工作绝大部分是在室内进行的，空气流通速度较慢，挥发性有机物弥漫于室内，直接威胁装修工人的身体健康。美国疾病控制中心研究表明，温度和湿度升高会加快甲醛向外释放的速度。

控制甲醛释放最简单的方法就是使用环保型油漆，减少对室内空气的污染和装修工人的危害。水性漆是以水为稀释剂调配而成的，无毒无味，具有硬度高、不变黄、耐水、耐热、手感好、附着力强、耐候性好的优势，不需要特别的劳动保护，一般不会造成身体损害，因此，水性漆已逐渐取代传统溶剂型油性漆。

## 家庭"煮妇"的隐形杀手——油烟

### ◎油烟危害胜过吸烟

油烟，进厨房的人对它都不陌生，但却往往忽略其危害性。近年来，肺癌患者中女性的比例较以往大幅度增多，但女性大多无吸烟史，为何肺癌发生率不断升高？究其原因，厨房高油烟是隐形杀手。

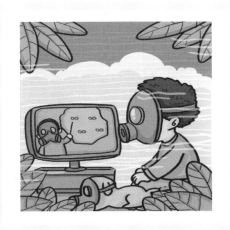

在我国，烹饪时边炒边搅拌和高温煎炒非常普遍。据统计，超过 60% 的女肺癌患者长期接触厨房油烟，32% 的女性肺癌患者喜欢用高温煎炸食物，同时在烹饪时未开门窗，导致厨房油烟暴

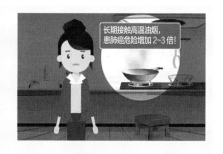

露，增加 1.4 ~ 3.8 倍的肺癌风险。来自台湾地区的一项研究数据表明，烹调中不使用排风装置会增加患肺癌风险 3.2 ~ 12.2 倍。而当食用油烧到 150 摄氏度时，其中的甘油就会生成油烟的主要成分丙烯醛，它具有强烈的辛辣味，对鼻、眼、咽喉黏膜有较强的刺激。厨房油烟中还含有一种被称为苯并芘的致癌物，苯并芘可导致人体细胞染色体的损伤，长期吸入可诱发肺脏组织癌变。炒肉类所产生的油烟萃取物中，主要致癌物是硝基多环芳香烃，家庭主妇在厨房里准备一餐的时间所吸入的 2,4- 二硝基苯酚（DNP）是室外新鲜空气的 100 倍以上。菜籽油、豆油加热到 270 ~ 280 摄氏度时产生的油雾凝聚物可导致细胞染色体损伤，这被认为和癌症的发生有关。

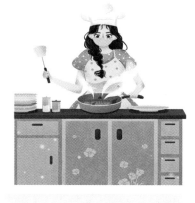

吸烟的危害不用多说，人尽皆知，但未在效能范围内燃烧的油烟散发的有毒油烟量是一支香烟的 1 000 倍，而每天在这种环境中吸收的有毒油烟量比在 1 小时内抽两包烟的量还多。英国的一项研究报告也表明，在通风系统差、燃烧效能极低的灶具上做饭，对健康造成的损害相当于每天吸两包烟，这种情况每年在全球范围内会导致 160 万人死亡。调查表明有 25% 的女性肺癌患者，其家庭中厨房连着卧室，高温油烟久久不散，甚至睡觉时也在吸入。有毒烟雾长期刺激眼和咽喉，严重损伤了呼吸系统的细胞及组织。

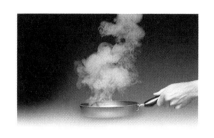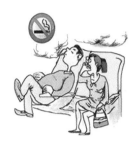

此外，油烟还诱发其他危害。厨房油烟会使皮肤长色斑、易衰老。油烟附在皮肤上，会影响皮肤的正常呼吸，导致皮肤表皮因子和血管生长因子及细胞活性功能下降，久而久之，皮肤就会变得松弛无弹性，布满皱纹，变得灰暗又粗糙。

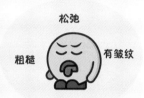

◎ **抗油烟，保健康**

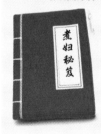

烹饪时段戴口罩，杜绝油烟吸入身体产困扰
炒菜方式求改变，高温爆炒过热过油要丢掉
厨房通风要保证，避免油烟太多堆积无处跑
坚持体检要记牢，发现问题不要回避早治疗。

（冯梅 吴颖 王珏）

## 参考文献

[1]《职工法律读本》编写组. 职业病防治法 [M]. 北京：中国工人出版社，2012.

[2] 陶小超. 尘肺患者的健康教育 [J]. 中国煤炭工业医学杂志，2011，5（14）：786–787.

[3] 张琪凤. 消除尘肺势在必行 [J]. 中华劳动卫生职业病杂志，2002，20（2）:81–82.

[4] 煤科院重庆所掘进通风课题组. 进通风防尘技术及其应用 [J]. 矿业安全与环保，1986（4）：45–52.

[5] 刘岚. 室内环境污染对人体健康的危害与防护 [J]. 职业与健康，2007，23（5）:370–371.

[6] 陈玉成. 中国烹饪同非吸烟女性肺癌的关系 [J]. 中国肺癌杂志，2000，3（3）:240.

# 第五章

# 一次说清肺纹理增多、肺结节、肺癌到底是咋回事

当你拿到体检报告，上面赫然写着"双肺纹理增多"时，你的心是否立刻乌云密布，然后拿着这张报告整日忐忑不安，想马上寻求解答？

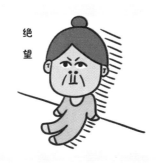

绝望

**为缓解你的忧虑之心，"肺纹理"做个自我介绍。**

## 我是谁

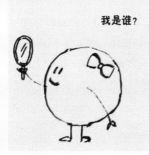

我是谁？

我是自肺门向外呈放射状分布的树枝状影，由肺动脉、肺静脉组成，其中主要是肺动脉分支，支气管、淋巴管及少量间质组织也参与我的组成。在正常情况下，它们的密度较低，在X线上不能形成明显的影像。

## 我长什么样

其实呀，正常的我边缘清楚、分支规则，在肺门附近较粗大，然后由粗变细，到肺野的外围几乎消失。双下肺的我一般多于双上肺，右下肺的我较左下肺明显。大家觉得有点抽象，那我就将我的"艺术照"公之于众（右图）。

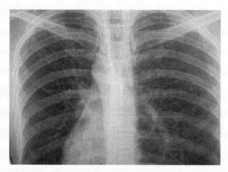

肺纹理的"艺术照"

## 我在哪里

别以为我不在！

其实吧，我还是挺"淘气"的，喜欢上演百变大咖秀，我藏匿于人群中，经常听见他们谈论我增多的类型，这可是我的独家绝技，比如：支气管性肺纹理增多表现为我粗细不匀，其中常夹杂变形纹理和小蜂窝影，常见于慢性支气管炎、支气管扩张、支气管哮喘、长期吸烟者等；血管性肺纹理增多表现为我粗大，从肺门向肺内保持血管走行的特性，常伴有心脏增大的表现，主要见于风心病、先心病等；淋巴性肺纹理增多表现为我在两肺内呈纤细的网状，常见于尘肺、癌性淋巴管炎等。

## 是谁带我"出道"的

引起我增多的原因很多，而且都有迹可循，我可能是病理性的，大家先不要恐慌，我也可能是生理性或者技术性导致的。举几个例子你就明白了。比如对于老年人，因为年龄的原因导致肺血管壁硬化，在胸片上可出现肺纹理增多的表现；另外，肥胖者由于皮下脂肪较厚，X 线的吸收量增大，可导致胸片中肺纹理增多的假象。而在接受检查时，X 线球管老化、摄片时身着较厚的衣服、未配合检查医师做吸气及屏气的动作、病重无法站立而卧位摄片等，都有可能导致我增多的表现。一般来说，如果你手里仅仅一张报告提示肺纹理增多，临床价值不大，只有认真分析我增多的性质，并与其他临床表现及技术条件结合起来综合考虑，才能得出正确的结论。所以，当你发现体检单上有我的踪迹时，一定不要慌张，要找正规医院的专业医生咨询，以便做出专业判断和诊疗计划。

刚逃出"肺纹理增多"的阴影，又跳入"肺结节"的陷阱，我拿什么来拯救自己？

有我们在，不要悲观！

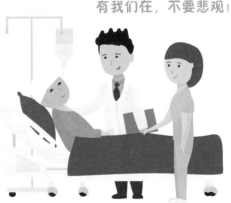

随着人们生活水平的提高，健康体检已被纳入人生清单，而随着医疗技术、设备的进步，低剂量 CT 对早期肺癌筛查的准确率明显优于 X 线，高分辨技术让 30 毫米以下的结节无处遁形，然而体检时被发现肺部结节、肺部磨玻璃影的人也日渐增多。对于平时毫无肺部症状的此类人群来说，这样的字眼无异于晴天霹雳，在他们的认知里，肺结节就是癌症这只猛兽的幼崽，假以时日定会害人性命。

知识改变命运！

事实真的如此么？

　　唯有读书方能拯救自己，关于肺结节的专业知识赶紧学起来！

**肺结节**是指边界清楚、影像不透明、直径 ≤ 30 毫米（*悄悄告诉你大于 30 毫米的叫肿块*）、周围为含气肺组织所包绕的单发或多发肺部结节病变，不伴肺不张、肺门增大和胸腔积液的表现。肺部磨玻璃影 CT 表现为密度轻度增高的云雾状淡薄影／结节，样子像磨玻璃样，是一种特殊类型的肺部结节。

**肺结节通常分为三类，赶快拿起小本本记下来。**

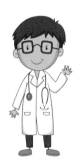

按照数量分类：分为孤立性（单个结节）和多发性（2 个及以上）。

按照病灶大小分类：

肺微小结节：直径 ≤ 5 毫米。

肺小结节：直径 5~10 毫米。

肺结节：直径 10~30 毫米。

按照密度分类：分为实性结节和亚实性结节。

亚实性结节分为：纯毛（磨）玻璃结节和混合毛（磨）玻璃结节。

## 这些知识太"硬核"，我就想知道发现结节是不是就"癌"了？

**此处有转折，你们要往下看。**

**不要慌，先自我排查一下，压压惊！！！**

**专家说：** 肺结节的高发人群主要有四类，要尤为重视。

①年龄在 40 岁以上，而且烟龄超过 20 年，每天抽烟超过 20 支者，或者有慢性肺病或被动吸烟的人群。

②有肿瘤家族史，特别是肺癌家族史的人群。

③近期伴有胸痛、咳嗽、不明原因的痰中带血丝、消瘦、体重下降。

④曾患有其他恶性肿瘤，如乳腺癌、肠癌、胃癌等。

其实肺部小结节的性质多种多样，病因也是多种，总的可分为良性与恶性病变两种。良性结节包括炎性假瘤、错构瘤、结核球、肉芽肿、肺脓肿、硬化性血管瘤、真菌球等，以及癌前病变如非典型腺瘤样增生；恶性的则可能是原发性肺癌或肺转移瘤。

**万一我就是那不幸中的 50%，该咋个办呀？**

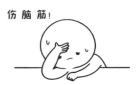

## 专家建议须采纳

对高危的肺结节，当然要毫不犹豫地选择手术。而对于一般肺结节，可以先观察。专家给予以下三种建议：

①良性的结节不用刻意复查，每年参加体检即可，避免因未定期复查导致忽视良性结节转成恶性。

②对超过 10 毫米的磨玻璃结节，大家就不要犹豫了，应该手术了。生病虽然不好，手术虽然有点痛，但是能早发现、早处理也不失为一种幸运！

③进行随访。虽然随访的过程是心理上的一个持久战，但是在随访的过程中可选择手术干预，也是不影响最终的治疗效果的。当然，若你无法承受这个心理过程，干脆考虑直接手术干预，断了担惊受怕的念头。

## 定期随访听我说

### 针对低风险人群的建议

✓肺结节直径小于等于 4 毫米时，不用复查。

✓肺结节直径为 4 ~ 6 毫米时，复查周期可为 12 个月。如果复查时小结节无明显变化，可以停止复查。

✓ 肺结节直径为 6 ～ 8 毫米时，复查周期定为 6 ～ 12 个月。如果第一次复查后无变化，可以将复查周期延长至 18 ～ 24 个月。

✓ 对于直径大于 8 毫米的肺结节，可以在第 3 个月、第 9 个月、第 24 个月进行增强 CT、PET 或穿刺检查。

**针对高风险人群的方案则有所不同**

高风险人群主要包括：

①年龄在 40 岁以上者。

②长期主动吸烟或被动吸烟的人。

③曾经接触石棉或放射性元素者。

④既往有肺结核病史或长期肺部慢性炎症患者。

⑤有肿瘤个人史或家族史，特别是肺癌家族史者。

发现肺结节，千万不要掉以轻心，应当积极接受正规的检查和及时的治疗。

✓ 肺结节直径 ≤ 4 毫米时，复查周期建议为 12 个月。如结节无明显变化，可以停止复查。

✓ 肺结节直径为 4 ～ 6 毫米时，复查周期建议为 6 ～ 12 个月。如果无变化可将复查周期延长为 18 ～ 24 个月。

✓ 肺结节直径为 6 ～ 8 毫米时，复查周期建议为 3 ～ 6 个月。如果无变化，可适当延长至 18 ～ 24 个月。

✓ 肺结节直径大于 8 毫米时，复查的方案与低危险人群一样。

专家的建议是不是听起来似乎永远都是那么复杂，感觉有点摸不着头脑了？其实很简单，当发现你的肺部出现小结节时，不必过于担忧，但仍要重视。首先应到胸外科、呼吸科门诊就诊，根据医生给予的意见积极进行下一步诊疗方案的选择并配合完成诊疗。

如果你不幸成了 50% 里面的一份子，别走开，
这些 "肺腑之言" 就是给你准备的。

## "谈癌色变"，你对肺癌了解多少

原发性支气管肺癌（primary bronchogenic carcinoma）简称肺癌（lung cancer），为起源于支气管黏膜或腺体的恶性肿瘤。肺癌发病率位居肿瘤的首位，并由于早期诊断不足及预后差，对人类生存和健康构成极大威胁。据肿瘤学家预测，到 2025 年我国每年肺癌发病人数将超过 100 万，成为世界第一肺癌大国。根据世界卫生组织（WHO）2014 年公告显示，肺癌每年的发病率（180 万 / 年）及死亡率（159 万 / 年）均居于全球癌症的首位。在我国也同样如此，近年来，由于吸烟、环境污染加重等诸多问题，我国癌症谱发生了变化，肺癌的发病率和死亡率快速攀升，逐渐代替胃癌，已成为我国癌症死亡的首要原因。说起癌症，也许意味着生命的流逝、亲人的离开、悲剧的开始，肺癌已经严重威胁着人们的身心健康，我们需要了解它、远离它，并且勇于与它斗争下去。

## 世界那么大，为什么偏偏 "癌" 上你

◎ **放下那支烟，肺癌 90% 由吸烟引起**

吸烟与肺癌的关系毋庸置疑。大量研究表明，吸烟是导致肺癌的首要原因，也是肺癌死亡率进行性增加的首要原因。与不吸烟者比较，吸烟者发生肺癌的危险性平均高 9 ~ 10 倍，重度吸烟者可达 25 倍。

过来，我告诉你

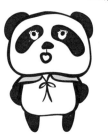

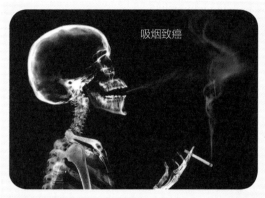

吸烟致癌

香烟燃烧产生的烟雾非常可怕，里面有4000多种化学物质，其中有致癌作用的数十种，如尼古丁、苯并芘、亚硝胺、放射性同位素等。一支烟的致癌危险性相当于1～4毫弧度的放射线，每天吸30支烟，相当于接受120毫弧度的放射线剂量，而到医院拍一张胸片，放射线剂量也不过为40毫弧度。香烟如此可怕，可想而知。如果长期吸烟，烟雾中致癌物质反复刺激支气管黏膜或腺体，会导致肺癌发生的危险性会越来越高。吸烟量与肺癌发病率之间存在明显的量－效关系，开始吸烟的年龄越小，吸烟累积量越大，肺癌的发病率就越高。

研究发现，被动吸烟或环境吸烟（也就是我们说的二手烟）同样是肺癌的重要病因之一。丈夫吸烟而妻子不吸烟的家庭中，妻子发生肺癌的危险性为夫妻均不吸烟家庭中妻子的2倍，且危险性随着丈夫的吸烟量的增大而升高。二手烟在家庭中、公共场所、工作场所都可以接触到，二手烟虽然比直接吸入气道的烟浓度要低，但也达到了气道黏膜的致伤性，且二手烟往往是受到多个吸烟者的轮番"轰炸"，烟雾会长时间在室内残留，不易消散，这些因素都导致二手烟对人类健康的威胁越来越大。更何况二手烟可残留在衣服、墙壁、地毯、家具甚至头发和皮肤等表面数天甚至数月，其危害性之大，持续时间之久不言而喻。

## ◎职业致癌因子不可小觑

目前已明确的可导致肺癌的职业因素包括石棉、砷、铬、镍、铍、煤焦油、芥子气、三氯甲醚、氯甲甲醚、烟草的加热产物以及铀、镭等放射性物质衰变时产生的氡和氦气，所有这些因素可使肺癌发生危险性增加3～30倍。

### ◎致癌物质四处飘，空气污染要控制

空气污染包括室内小环境和室外大环境污染。室内被动吸烟、燃烧燃料和烹调过程中均可产生致癌物，特别对女性患肺癌的影响较大。

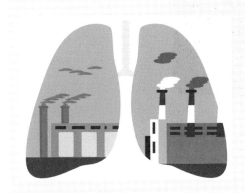

在重工业城市大气中，存在苯并芘、氧化亚砷、放射性物质、镍、铬化合物以及不燃的脂肪族碳氢化合物等致癌物质。在污染严重的大城市中，尤其是在一些雾霾高发地区，肺癌的发生率明显高于全国平均水平，居民每日吸入空气中的苯并芘量可超过 20 支香烟的含量。而大气中，苯并芘含量增加 1 ～ 6.2 微克 /1 000 立方米，肺癌的死亡率可增加 1% ～ 15%。有资料显示，城市肺癌的发生率明显高于农村。

### ◎电离辐射要当心，一不小心要致癌

大剂量电离辐射可引起肺癌，人群中电离辐射可来源于自然界、医疗照射检查的电离辐射。若一个人经常接受高剂量的 CT 检查，时间长了也可能诱发肺癌。

### ◎饮食营养有讲究，营养不足疾病缠

研究表明，较少食用含 β - 胡萝卜素的蔬菜和水果以及血清中 β - 胡萝卜素水平低的人，发生肺癌的危险性高，尤其对吸烟者更明显。

### ◎其他诱发因素亦不可掉以轻心

结核病患者患肺癌的危险性是正常人的 10 倍。此外，一些病毒感染、真菌毒素（黄曲霉素）等，对肺癌的发生可能有一定的影响。

### ◎遗传和基因改变

医学界现在已逐步认识到肺癌可能是一种外因通过内因发病的疾病。这些外因可诱发机体细胞的恶性转化和基因的改变，包括原癌基因的活化、抑癌基因的失活等可导致细胞生长的失控。这些基因改变是长时间内多步骤、随机产生的。许多基因发生癌变的机制还不清楚，但这些改变最终涉及细胞关键性生理功能的失控。

## 肺癌来势汹汹，身体千疮百孔

肺癌起病隐匿，早期患者大多无症状，可是在这种状况下，恶性肿瘤已悄悄侵袭患者的身体，肿瘤细胞正在以你无法想象的速度繁殖和生长，进而浸润周围组织甚至向全身转移、扩散。因为难以早期发现，这也是为什么肺癌的死亡率如此之高的原因。肺癌的预后与早期诊断和早期治疗密切相关，然而 80% 左右的患者就诊时已是中晚期，Ⅰ 期肺癌患者 5 年生存率为 45% ~ 50%，Ⅳ 期肺癌的 5 年生存率却只有 1%，不幸的是一半以上的肺癌患者在确诊时就已经是Ⅳ期肺癌了。

### ◎咳嗽

咳嗽是肺癌的早期症状。早期常为刺激性干咳，随着肿瘤的增长可引起气道狭窄而导致咳嗽加重，呈高调金属音性咳嗽或刺激性呛咳。但是此症状往往容易被医患双方忽略，尤其在空气质量不佳的情况下，咳嗽较常见，容易漏诊。患者在活动时气促是肺癌的另一个早期症状，肿瘤阻塞支气管会导致患者有胸闷、气促、呼吸困难的表现，但这个症状容易被认为是年老、体质差或肥胖导致；应注意肿瘤侵入血管可造成出血，引起咯血；肿瘤组织坏死可引起发热，但多数发热是由肿瘤引起的阻塞性肺炎所致。肿瘤发展到晚期，由于肿瘤毒素和消耗的原因，伴有感染、疼痛导致的食欲减退，表现为消瘦或恶病质。

### ◎胸痛

近半数的患者有模糊或难以描述的胸痛，在呼吸、咳嗽时加重；肿瘤组织压迫或转移至纵隔淋巴结压迫喉返神经可引起声音嘶哑；肿瘤侵犯或压迫食管可引起吞咽困难；肿瘤转移累及胸膜或淋巴回流受阻导致胸腔积液的发生；上腔静脉被侵犯可引起静脉回流受阻，出现上腔静脉阻塞综合征，患者表现为头颈部和上胸部静脉怒张、皮肤水肿；肿瘤压迫颈交感神经，可引起患侧眼睑下垂、瞳孔缩小、眼球内陷，同侧额部与胸壁少汗或无汗等表现，压迫臂丛神经造成腋下烧灼样疼痛，夜间尤其明显。

肺癌还会转移到胸腔外的其他部位。若转移到颅内，可引起头痛、恶心、呕吐、精神异常等中枢神经系统的症状；若转移到骨骼，可引起骨痛和病理性骨折；若转移到腹部，会侵犯肝脏、胰腺，可引起肝区疼痛、胰腺炎等症状；若转移到淋巴结，可引起淋巴结肿大，锁骨上淋巴结是肺癌常见的转移部位。

肺癌还有一些非转移性胸外表现，又称副癌综合征，可以表现为杵状指（趾）、肥大性肺性骨关节病、厌食和呕吐等水中毒症状、男性乳房发育、神经肌肉症状、腹泻、心动过速等。

## 和肺癌说"NO"，让我们从三级预防开始做起

虽然肺癌的发病率和死亡率不断上升，但随着医疗技术的不断发展，肺癌的筛查、诊治都取得了飞跃性的发展，我们应该努力与它抗争，和肺癌说"NO"，让我们从临床肺癌治疗原则的必杀技（三级预防）做起。

### 必杀技之一：Ⅰ级预防，又称病因预防

#### ◎戒烟，刻不容缓

也许你还年轻，觉得吸一吸烟无所谓，但你现在吸的每一支烟，年老时都会找你算账。这不，肺癌就叫嚣着找上门来，所以，不吸

烟和及早戒烟可能是预防肺癌最有效的方法，并且是最经济的手段。有明确证据表明，戒烟后发生肺癌的危险性进行性减少，戒烟越早，患肺癌的危险性越低，戒烟 1 ~ 5 年可减半，戒烟 10 ~ 15 年的发

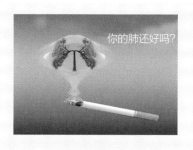

病率相当于终生不吸烟者；同时应避免被动吸烟，远离吸烟环境。

### ◎职业防护要做好，致癌因子统统封杀掉

减少职业致癌因子的危害，在一些有毒有害环境下作业时，应做好职业防护，定期体检；减少室内空气污染，采用空气净化装置，并注意厨房应有良好的排风系统；应远离放射性物质，减少不必要的高剂量 X 线的照射等。

### ◎吃什么有讲究，吃多吃少是学问

研究证明多种食物对预防肺癌有作用，蔬菜、水果中富含胡萝卜素、维生素 C、维生素 E、叶酸等营养元素，有利于肺部健康，可适当多吃；一些食物有防癌、抗癌的作用，也应多吃，如大蒜、海产品、谷物、蘑菇、芝麻、蛋类等富含硒元素的食物。尽量少吃或不吃腌熏、烧烤、霉变、隔夜食物。

### ◎心情和锻炼，一样都不可少

保持心情愉快，坚持锻炼身体，充分调动机体免疫系统的功能，注意劳逸结合，增强自身防病抗病的能力。

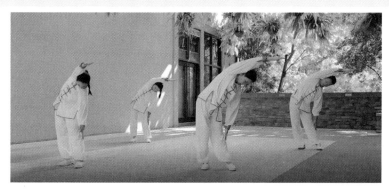

## 必杀技之二：Ⅱ级预防，又称"三早"预防

肺癌的生存率与早期诊断密切相关，因此，大力提倡早期诊断和早期筛查。发现肺癌后及时采取措施早治疗，防止疾病进一步发展，以提高生存率。

**这些人群要听好！** 长期吸烟者，尤其是大于 40 岁的男性；直系亲属患有肺癌者；工作和生活环境中存在致癌因素者；肺部反复慢性损伤者，如肺结核患者等。这几类人群就更不能掉以轻心了，一定要注意早期肺癌筛查。

**这些症状要小心！** 无明显诱因的刺激性咳嗽久治不愈；短期内持续或反复痰中带血或咯血且无其他原因可解释；在深呼吸时会加重的胸痛；肩背痛伴有手指麻木；眼睑下垂、声音嘶哑；不明原因体重下降；呼吸短促；同一部位肺炎反复发作；等。当你的机体出现上述症状，一定要做好早期筛查。

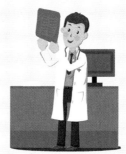

**这些筛查方法要知道！** 目前筛查肺癌有价值的方法是低剂量螺旋 CT 筛查，还可通过痰细胞学、纤维支气管镜检查等方法早期诊断肺癌。目前细胞学和病理学检查仍是确诊肺癌的必要手段。

## 必杀技之三：Ⅲ级预防

Ⅲ级预防指患病后的综合治疗和康复治疗。

### 综合治疗太深奥，听我一一来梳理。

**治疗手段 1：手术治疗**

对于可耐受手术的一些肿瘤类型如Ⅰa、Ⅰb、Ⅱa、Ⅱb 期的非小细胞肺癌应首选手术治疗，可彻底切除肺部原发病灶、局部淋巴结及纵隔淋巴结，尽可能保留健康肺组织。Ⅲa 期的非小细胞

肺癌，根据年龄、心肺功能和解剖位置，如果条件允许，也可考虑手术。

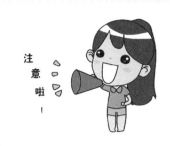

注意啦！

### 治疗手段 2：化学治疗

在肺癌的治疗史中，第一个显著延长肺癌患者生存期的治疗手段就是化学治疗。对于 80% 以上的不能手术的非小细胞肺癌患者来说，联合化学治疗可增加生存率，缓解症状，提高患者的生活质量。化学治疗可使 30% ~ 40% 的患者病情得到部分缓解，5% 的患者病情完全缓解。通常小细胞肺癌发现时已转移，主要进行以化学治疗为主的综合治疗以延长患者的生存期。

### 治疗手段 3：放射治疗

放射治疗是肺癌的主要治疗手段之一。对于早期或不适宜手术治疗的非小细胞肺癌和小细胞肺癌患者，放射治疗是并发症少而有效的非手术治疗方法。

### 治疗手段 4：靶向治疗

靶向治疗是以肿瘤细胞具有的特异性（或相对特异性）的分子为靶点，应用分子靶向药物特异性阻断该靶点的生物学功能，从分子水平来逆转肿瘤细胞的恶性生物学行为，从而达到抑制肿瘤生长甚至使其消退的目的。靶向治疗近年来发展迅速，可以明显改善肺癌患者的生活质量，延长生存期。

### 治疗手段 5：免疫治疗

免疫治疗是通过修复和增强机体免疫系统的功能，使免疫系统具有识别肿瘤相关抗原、调控机体攻击肿瘤细胞的能力，从而控制和杀伤肿瘤细胞达到抗击肿瘤效果的一种疗法。免疫治疗分为主动免疫治疗和被动免疫治疗，主动免疫治疗是利用肿瘤抗原的免疫原性，采用各种有效的免疫手段使宿主免疫系统产生针对肿瘤抗原的抗肿瘤免疫应答；被动免疫治疗是给机体输注外源性的免疫效应物质，包括抗体、细胞因子、免疫效应细胞等，由这些外源性免疫效应物质在宿主体内发挥抗肿瘤作用。免疫治疗近年来也得到了突飞猛进的发展，在肺癌的治疗方面发挥着越来越重要的作用。

### 治疗手段 6：综合治疗

综合治疗方式比较多，但不能自行盲目操办，需专科医师根据患者的机体状况、肿瘤的病理类型、生长部位、侵犯范围、分期情况等制订个体化治疗方案，以提高疗效，减少并发症，有效防止癌症的复发和转移，尽量提高患者的生存率。近年来肺癌的一些新的治疗方法，如微波消融技术、经支气管镜介入治疗肺癌等取得了较大的进展。

## 战胜肺癌，还需面面俱到

◎ **康复治疗不可少，人文关怀要做到**

晚期肺癌以康复、姑息和止痛治疗为主，进行生理、心理、营养和锻炼指导，尽量提高患者的生存时间和生活质量。

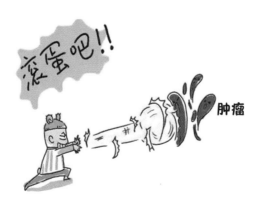

◎ **改变不想吃、吃不下的状况，膳食活动要平衡**

患者应加强营养支持，多吃高热量、高蛋白、高维生素、高纤维素、易消化的食物，尽可能改善患者的食欲，动物蛋白、植物蛋白合理搭配，如蛋、鸡肉、豆制品等。避免食用产气食物，如地瓜、韭菜等。合理安排休息和活动，避免呼吸道感染，增强抗病能力。

◎ **心情愉悦很重要，家人关心要做到**

应指导患者尽快脱离过激的心理反应，保持良好的精神状态，增强治疗疾病的信心。可采取分散注意力的方式，如看书、听音乐等，以减轻痛苦。对晚期癌症转移恶病质的患者，可指导家属做好临终前的护理，使患者平静地走完人生最后旅途。

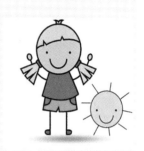

（朱晶 蒋丽 徐玲）

## 参考文献

[1] 张坤民，温宗国，杜斌，等．生态城市评估与指标体系 [M]．北京：化学工业出版社，2003：89-90.

[2] 滕博，王贺彬，汪雅芳，等．细颗粒物（PM2.5）与呼吸系统疾病的关系及机制 [J]．中国实验诊断学，2014，18（2）:334-338.

[3] 岳常丽，刘红刚．空气细颗粒物 $PM_{2.5}$ 及其致病性的研究现状 [J]. 临床与实验病理学杂志，2009，25：437-440.

[4] WONG T W，Lau T S，Yu T S，et al.Air Pollution and Hospital admissions for Respiratory and Cardiovascular Diseases in Hong Kong[J].O cup Environ Med，1999，56（10）：679-683.

[5] 葛均波，徐永健．内科学 [M].8 版．北京：人民卫生出版社，2013.

[6] 廖美琳，周允中．肺癌 [M]．上海：上海科学技术出版社，2012.

[7] 王强修，李钧，朱良明．肺癌诊断与治疗 [M]．北京：人民军医出版社，2013.

[8] 李为民，刘伦旭．呼吸系统疾病基础与临床 [M]．北京：人民卫生出版社，2017.

[9] 尤黎明，吴瑛．内科护理学 [M]．北京：人民卫生出版社，2017.

## 第六章　隐形意外"杀手"——气道异物

你会相信一个果冻可以夺走孩子的生命吗？你会相信一粒花生米会让年轻力壮的青年告别人生吗？你会相信花甲之年的老人因为一颗假牙而离世吗？这些毫不起眼的异物在顷刻间夺走了一个个鲜活的生命。这些都是时常发生在我们身边真实的意外。

**这都是气道异物惹的祸！**

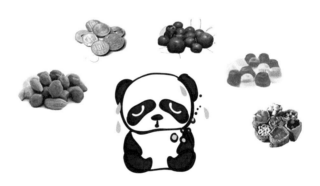

## 你不可不知的气道异物常识都在这儿

### ◎气道异物究竟是怎么回事儿？

气道异物是指喉、气管及支气管外入性异物，是严重呼吸道急症之一。一旦发生气道异物，造成呼吸道窒息，短短几分钟就可以夺取生命，5 岁以下的婴幼儿为高危人群。

## ◎异物是如何进入气道的呢?

呼吸道是由上呼吸道(鼻、咽、喉)和下呼吸道(气管、各级支气管、肺泡)组成的。吸入的气体经鼻腔开始,依次经口咽部、喉咽部,然后进入主气管,经各级支气管(即左右两个支气管),最终到达肺泡进行气体交换。进食时,食物依次经口咽部、喉咽部,最后由食道进入胃肠。由此可见,在喉咽部以上呼吸道和消化道是共用一个通道。当进食时,会厌软骨遮蔽声门,以避免食物进入气管。一般来说,会厌分流功能受神经系统自动控制。但孩子神经系统发育不完善,吞咽反射功能尚未发育健全,所以最容易发生液体、固体物质误入气道,出现"窜道行驶"。尤其是孩子哭闹或说话时,会厌软骨遮蔽声门的"阀门"是开放的,此时进食,食物就容易进入气管,造成气道异物。

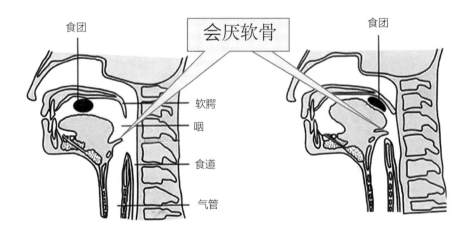

## ◎气道异物离我们有多远?

众所周知,从婴儿呱呱坠地开始,每时每刻都需要呼吸。呼吸道一旦堵塞,5分钟就可引起脑死亡。呼吸道异物作为一种极其凶险的常见急症,可以在短短几分钟夺取一个美好的生命。据不完全统计,四川大学华西医院每年急诊病人中气道异物约450例,其中98%为婴幼儿。调查显示,1岁以内的意外死亡病例中有40%是由气道异物所致;5岁以内的意外窒息占6.98%。

## ◎潜伏在我们身边的气道异物"元凶"

气道异物种类分为内源性异物（自身器官及内生的分泌物）、外源性异物（植物性、动物性、化学制品类、金属矿物类）。常见的外源性异物有瓜子、花生、果冻、果核、笔帽、骨头渣、塑料、薄膜等。其中葡萄、果冻等，卡喉后能瞬间粘连住气管导致窒息，短时间内会致人死亡。

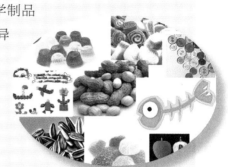

## ◎气道异物为何偏爱儿童

气道异物易发于儿童，原因主要有以下几方面：

①孩子的恒牙未萌出，咀嚼功能差，不易将食物嚼碎。

②吞咽反射功能及喉的保护功能不健全。

③儿童的好奇心强，喜欢将触手可及的物件放入嘴里。

④儿童活泼好动，常在进食时打闹、嬉笑以及哭闹等。

## 日常生活好习惯，气道异物能避免

①不要给孩子进食坚果类食物，如瓜子、花生、炒蚕豆等。孩子长牙期间，牙龈需要硬物刺激，但由于孩子的牙齿未长全，咀嚼功能及喉保护功能弱，一不小心就有可能误吸入气道，因此，这类食物应放在孩子无法触及的地方。

②不要给孩子吃果冻、葡萄、金橘等，尤其是果冻，一

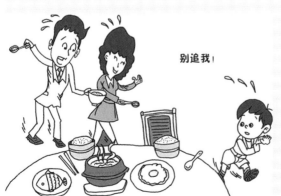

别追我！

且被吸入喉部，就像瓶塞一样把气道完全堵住，没有一点通气的空隙，孩子不能进行正常的通气，瞬间可致命。

③避免孩子在口含食物时奔跑，更不能追逐打闹，以免孩子跌倒时哭泣，将食物吸入气道。

④孩子进食时不要逗其大笑或大哭，以免误吸。

⑤若孩子口含异物，切忌不要责骂他（她）并试图用手抠出，避免孩子哭闹或反抗时异物误入气道，应耐心解释，诱导孩子自己吐出异物。

⑥根据孩子的理解能力，告知孩子平时不要口含玻璃球、小玩具、笔帽等，告知孩子气道异物的危害。

## 意外发生别慌张，海姆立克法来帮忙

发生气道异物时，通常会出现呛咳→憋喘→呼吸困难→窒息等一系列表现。

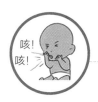 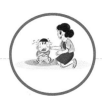 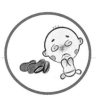 

**呛咳**　　**憋喘**　　**呼吸困难**　　**窒息**

当发现误吸者突然剧烈咳嗽，但面色无明显改变，并可自述吸入异物时，表明梗阻程度未危及生命，此类情况应及时就医。如果表现为持续性呼吸困难，面色青紫，表明气道梗阻程度严重，这时必须争分夺秒进行现场急救并同时拨打急救电话120，切忌采用不适当的急救方法，如将手伸进嘴里或者咽部想徒手取出异物，这样反而会导致异物下滑至气管、支气管甚至支气管远端。

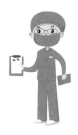

来来来～～～
一起学习发生气道异物的正确急救方法
海姆立克法你学会了吗？

## 海姆立克法成人版

### ◎ 上腹部冲击法

这种方法即通过冲击上腹部使膈肌瞬间抬高，肺内压力骤然增高，造成人工咳嗽，使肺内气流将气道内异物冲击出来，从而解除气道梗阻。

上腹部冲击法包括成人立位或坐位上腹部冲击法和成人卧位上腹部冲击法两种。

**成人立位或坐位上腹部冲击法** 该法适用于意识清楚的成人。患者取立位，抢救者站在患者身后，一腿在前，插入患者两腿之间，呈弓步，另一腿在后伸直；同时双臂环抱患者腰腹部，一手握拳，拳眼置于其肚脐上两横指，另一手固定拳头，并突然连续用力向患者上腹部的后上方快速冲击，直至气道内异物排出。若异物未排出且患者意识丧失则应进行卧位上腹部冲击法。

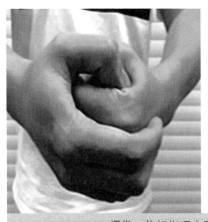
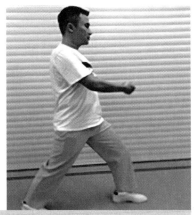

1. 握拳，将拇指顶在腹部，在脐之上肋之下

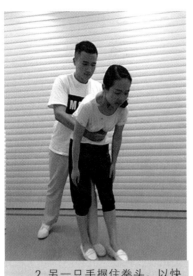

2.另一只手握住拳头,以快速向上的推力压进腹部

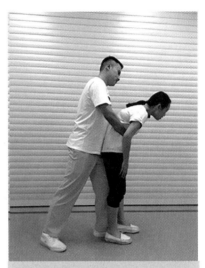

3.反复此手法直到:
异物被挤出(梗塞时)
口中不再出水(溺水时)
哮喘平息(哮喘发作时)

**成人卧位上腹部冲击法** 该法适用于意识丧失的患者。抢救者骑跨于患者大腿两侧,将一手掌根部置于患者脐上两横指的正中部位,另一手重叠于第一只手上,并突然连续、快速、用力向患者上腹部的后上方冲击。每冲击 5 次后,检查一次患者口腔内是否有异物。如有异物,立即清理出来;如无异物,继续反复进行。

◎**胸部冲击法**

此方法适用于肥胖者或孕妇,有立位或坐位胸部冲击法和卧位胸部冲击法两种。

**立位或坐位胸部冲击法** 该法适用于意识清楚的肥胖者或孕妇。患者取立位或坐位,抢救者站在患者身后,一腿在前,插入患者两腿之间,呈弓步腿在后伸直;同时双臂环抱患者胸部,一手握拳,拳眼置于其两乳头之间,另一手固定拳头,并突然连续用力向患者胸部的后方快速冲击,直至气道内异物排出。若异物未排出且患者意识丧失则应进行卧位胸部冲击法。

**卧位胸部冲击法** 该法适用于意识丧失的肥胖者或孕妇。施救者跪在患者任何一侧，将一手掌根部放在其两乳头连线中点，另一手重叠其上，双手十指交叉相扣，两臂基本伸直，用力垂直向下冲击。每冲击 5 次

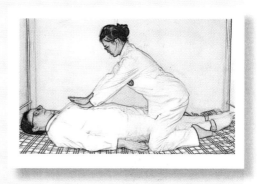

后，检查一次口腔内是否有异物。如有异物，立即清理出来；如无异物，继续反复进行。

### ◎ 成人自救法

如果发生气道异物梗阻时，周围没有人帮助，一定要在两三分钟之内趁着自己意识还清楚的时候赶快自救！可以利用桌子、椅子、床头或是比较宽的窗台，顶在脐上两指位置，仰头，把气道拉直，伸直脖子，用力冲击，把异物冲出来。

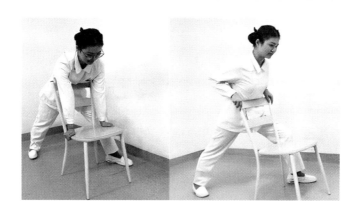

## 海姆立克法婴幼儿版

### ◎ 婴儿背部拍击法及胸部冲击法

一手固定婴儿头颈部，面部朝下、头低臀高，另一手掌根部连续叩击其肩胛区 5 次，再将婴儿翻转成面部朝上、头低臀高位；或用

食指、中指连续按压其胸骨下半部 5 次。两种方法反复交替进行，直至异物排出。

### ◎幼儿气道异物梗阻处理

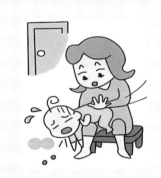

①施救者可以单腿跪地，或取坐位，把幼儿腹部放在大腿上，头低臀高， 连续用力拍击其背部（两肩胛骨之间）5 次，然后检查异物是否排出，如未排出继续拍背，如此反复进行。这个方法的原理，一是利用重力的作用，二是利用振动的作用。

②上腹部冲击法。施救者在幼儿身后，坐在椅子上，或站立，或身体下蹲，或单腿跪地，然后用一手两三指横放在幼儿肚脐上一两横指的上方，另一手的两三指重叠在上，连续向幼儿的后上方冲击。

③幼儿卧位上腹部冲击法（可参看成人卧位上腹部冲击法）。如果幼儿意识丧失，立即将其身体平放在地，骑跨在幼儿身体上方，一手手掌根部放在其肚脐上方一两横指处，然后冲击五六次，观察幼儿嘴里有无异物，确认没有后再接着冲击五六次，如此反复。

（万群芳 蒋丽 刘美成）

## 参考文献

[1] 张琚，吴方银，蒋迎佳，等.四川省 2001 ~ 2013 年 5 岁以下儿童死亡率及死因构成的变化趋势 [J]. 中华流行病学杂志，2014.9（35）:1049–1052.

[2] 张悦怡.急重症救护新概念与新技术 [M]. 杭州：浙江大学出版社，2009.

[3] 郭运凯，蔡霞红，谢鼎华，等.喉、气管及支气管异物诊治 20 年回顾 [J]. 中国耳鼻咽喉颅底外科杂志，2004，10（3）:173–176.

[4] 李秀芹，金旭东.小儿气管异物取出术麻醉呼吸管理方案综述 [J]. 国际麻醉学与复苏杂志，2015，36（8）:726–729.

## 第七章 遇"上感"，别伤感

你见过凌晨4点钟，医院里热闹、拥挤的急诊科吗？

你体会过家有小孩高烧不退的焦急吗？

你有没有因把普通感冒误认为流感而内心惶恐？

你有没有遇见"上感"，总是很伤感？

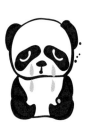

我的内心·近乎崩溃

接下来，让我们一起深度解析让你伤感的"上感"！

## "上感"季季有，常见不奇怪

"上感"，全名为急性上呼吸道感染（acute upper respiratory tract infection），是鼻腔、咽喉部炎症的总称，是最常见的呼吸道感染性疾病，也是健康的成人和儿童易患的常见疾病。该病一年四季均可发病，以冬春季节为主，多为散发性，且可在气候突变时小规模流行，主要通过喷嚏和含有病毒的飞沫经空气传播。其通常病情较轻、病程短，可自愈，预后良好，但是由于其发病率高，一旦患上不仅影响工作和生活，有时还可能伴有严重的并发症，并具有一定的传染性，大家应积极防治。

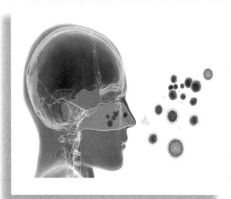

### ◎同为"上感"，广义、狭义有区别

广义的"上感"不是一个疾病诊断，而是一组疾病，包括普通感冒、流行性感冒、病毒性喉炎、咽炎、疱疹性咽峡炎、咽结膜热和细菌性咽—扁桃体炎等。

狭义的"上感"又称普通感冒，是一种急性上呼吸道病毒感染性疾病，多呈自限性，但发病率较高。成人每年患感冒 2～4次，儿童每年 6～8次。在感冒高峰季节，成人每天平均新发率为 6%～8%。气温骤变可增加呼吸道黏膜的敏感性而诱发感冒。

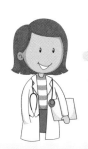

发热、咳嗽，不要自己盲目用药，应及时到医院检查治疗！

### ◎此"上感"与彼"上感"危害都一样

"上感"属于常见病，具有较强的传染性，多数预后良好，少数可引起严重并发症。急性上呼吸道感染全年均可发病，特别在冬春季节感染患者更多。急性上呼吸道感染本身不可怕，但如果治疗不及时则会出现并发症，如化脓性咽炎、鼻窦炎、中耳炎、支气管炎、慢阻肺急性加重和阻塞性睡眠呼吸紊乱恶化等。部分患者可继发溶血性链球菌引起的风湿热、肾小球肾炎，少数患者可并发心肌炎。

## "上感"症状千千万，尽早识别很关键

急性上呼吸道感染一般有以下共同表现：咽部不适、烧灼感或咽痛，并有鼻塞、流涕、喷嚏、咳嗽症状，体检可见鼻腔黏膜充血水肿、咽部充血，可见下颌淋巴结肿大，有触痛。根据病因和病变范围的不同，疾病可有不同的表现。

### ◎普通感冒

普通感冒俗称"伤风"，是最常见的上呼吸道感染，以鼻咽部卡他症状为主要表现，可伴有咽痛。普通感冒通常不发热或仅有低热，可有结膜充血、畏光、眼睑肿胀、咽喉部黏膜水肿、咳嗽、声音嘶哑、呼吸不畅等症状。鼻腔分泌物初始为大量水样清涕，2～3天后变稠。并发咽鼓管炎时可出现听力减退。如无并发症，经过5～7天后可痊愈。

### ◎病毒性咽炎

病毒性咽炎常由鼻病毒、腺病毒、呼吸道合胞病毒等引发，常发生于冬春季节。临床表现为咽痒不适、灼热感、咽痛。其短暂且轻，可伴发热、乏力等。有咽部充血、水肿，颌下淋巴结肿大和触痛等体征。

### ◎病毒性喉炎

病毒性喉炎常由鼻病毒、腺病毒、流感病毒所致，以声音嘶哑、说话困难、咳嗽伴咽喉疼痛为特征，常伴有发热。可见喉部水肿、充血，局部淋巴结轻度肿大伴触痛，有时可闻及喉部喘息声。

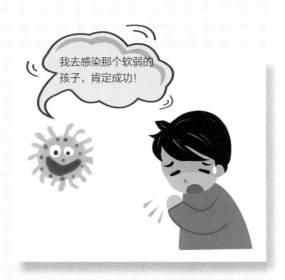

### ◎疱疹性咽峡炎

疱疹性咽峡炎常为柯萨奇病毒 A 所致，夏季好发，多见于儿童。该病表现为咽痛明显，常伴有发热，病程约1周。可见咽部充血，软腭、腭垂、咽和扁桃体表面有灰白色疱疹及浅表溃疡，周围有红晕。

### ◎咽结膜热

该病常由腺病毒和柯萨奇病毒等引起，常发生于夏季，儿童多见，病程 4～6 天。有咽痛、畏光、流泪、发热等表现，可见咽、结膜明显充血。

### ◎细菌性咽－扁桃体炎

该病多由溶血性链球菌引起，其次是肺炎球菌、葡萄球菌。该病起病急，咽痛明显，伴畏寒、高热。可见咽部明显充血，扁桃体肿大、充血，表面有黄色点状渗出物，颌下淋巴结肿大伴压痛。

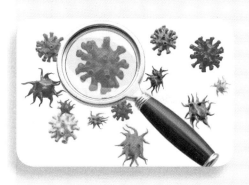

急性呼吸道感染 70%～80% 由病毒引起，常见的有流感病毒（甲、乙、丙型）、副流感病毒、鼻病毒、腺病毒、呼吸道合胞病毒、埃可病毒、柯萨奇病毒、麻疹病毒等；细菌感染占 20%～30%，可直接发生或继发于病毒感染之后，以溶血性链球菌多见；其次为流感嗜血杆菌、肺炎链球菌和葡萄球菌等。受凉、淋雨、过度疲劳等易诱发或加重本病，尤其是老幼体弱或慢性呼吸道疾病患者。

呼吸道病毒主要通过咳嗽和打喷嚏，以呼吸道飞沫为媒介，经空气传播，在人群密集的环境中更易发生感染。发病前 24 小时到发病后 2 天期间传染性最强。过劳、抑郁、过敏性鼻炎等以及月经期均可加重感染症状。其病理变化与病毒毒力和感染范围有

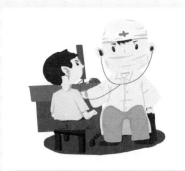

关，当感染严重时，鼻窦、咽鼓管和中耳道可能被阻塞，造成继发性感染。

## 到底是谁惹的祸？彻查清楚得靠它——检查

由于医护人员没有孙悟空的火眼金睛，所以检查作为疾病种类区分最有力的证据是必须要进行的。

具体检查项目包括：

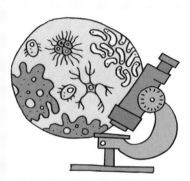

◎**血常规检查**

病毒感染者，血白细胞计数正常或偏低，淋巴细胞比例升高。细菌感染者，可见白细胞计数和中性粒细胞增多以及核左移现象。

◎**病毒分离**

病毒抗原的血清血检查等有利于判断病毒类型。

◎**细菌培养**

可判断细菌类型并做药物敏感试验。

◎**影像学检查**

判断有无下呼吸道感染的可能。

## 热水并非治愈系，应对"上感"还需这样做

急性上呼吸道感染一般以对症处理为主，辅以中医治疗，目的是缓解症状，防止继发细菌感染。根据病原菌的不同类型选用抗病毒药物或抗生素。

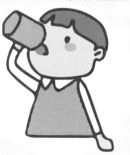

多喝点儿温开水

◎**病因治疗**

普通感冒和单纯的病毒感染不必使用抗生素，如果并发细菌感染，可尝试经验

用药，常选用青霉素类、头孢菌素类、大环内酯类等抗菌药物。症状轻微者可不使用抗病毒药物，若仅为病毒感染者，不能滥用抗生素治疗。广谱抗病毒药物利巴韦林对流感病毒、副流感病毒、呼吸道合胞病毒有一定的抑制作用。吗啉胍对流感病毒、腺病毒和鼻病毒有一定疗效。

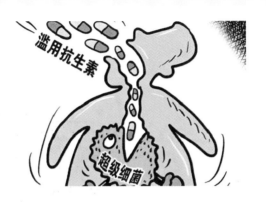

**谨记：遵医嘱用药！遵医嘱用药！遵医嘱用药！**

### ◎对症治疗

鼻塞严重时可用 1% 麻黄碱或呋可麻滴鼻。伪麻黄碱可以减轻鼻塞，改善鼻腔通气，改善睡眠，但不宜长期使用，3~5 天为宜。滴鼻液使用一周后如果症状未缓解，应做进一步检查，或改用其他药物，以防发生鼻黏膜缺血坏死。抗组胺药氯苯那敏、左西替利嗪等能够缓解打喷嚏和流鼻涕的症状。发热、肌肉酸痛和头痛患者可选用解热镇痛药；干咳明显者可使用喷托维林等镇咳药。

### ◎中医治疗

可选用具有清热解毒和抗病毒作用的中药，如正柴胡饮、板蓝根冲剂等。

### ◎环境与休息

保持室内安静、整洁、舒适，维持适宜的温度（22~24℃）、湿度（50%~60%）和空气流通。注意休息，症状较轻者应适当休息，病情较重者或老年患者以卧床休息为主。保证充足的睡眠，保持良好的情绪。

◎**饮食护理**

给予清淡、高热量、维生素丰富、易消化的食物，避免辛辣、煎炸、油腻等刺激性食物，忌烟、酒。保证饮水量 2 000 毫升／天以上，发热患者可适量增加饮水量。研究证实，菠萝、木瓜、苹果有助于排痰，也可采用传统止咳的食疗方，如梨、枇杷、陈皮粥等。患者使用的餐具应每天消毒，并注意个人卫生，勤洗手。盛痰液的容器应选择带盖的。注意社交距离、咳嗽礼仪，避免交叉感染，患者咳嗽或打喷嚏时应避免对着他人，并用纸巾包住口鼻。

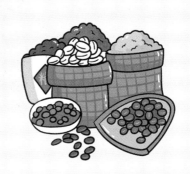

◎**口腔护理**

进食后要漱口或进行口腔护理，防止口腔感染。

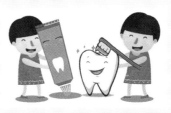

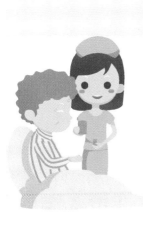

◎**用药护理**

遵医嘱用药，观察药物疗效及不良反应，使用抗生素时应注意有无过敏反应。服用抗过敏药物会导致头晕、嗜睡等不良反应，应临睡前服用；另外注意服药期间避免驾车和高空作业。

◎**病情的自我监测**

一旦出现以下情况立即就诊：经药物治疗后症状不缓解；出现耳鸣、耳痛、外耳道流脓等中耳炎症状；恢复期出现胸闷、心悸、眼睑水肿、腰酸或者关节痛，说明出现了并发症，需要尽快到医院就诊。

◎**避免诱因**

避免受凉、淋雨、过度疲劳；避免与感冒患者接触，避免脏手接触口、眼、鼻。年老体弱易感者更应注意防护，上呼吸道感染流行时应佩戴口罩，避免在人多的公共场合出入。注意加强体育锻炼，增强体质，提高抗寒能力和机体抵抗力。

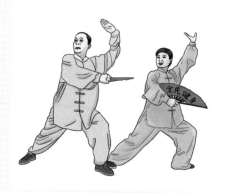

◎**接种流感疫苗**

接种疫苗是预防流感的主要措施，在接种流感疫苗后 2 ~ 3 周，通常可以获得免疫力。接种流感疫苗的最佳时机是每年的流感季节开始前。在我国，特别是北方地区，冬春季节是每年的流感流行季节，因此，九十月份是最佳接种时机。当然流感开始以后接种也有预防效果。

注意事项：接种后要在接种的社区医院观察 15 ~ 30 分钟，

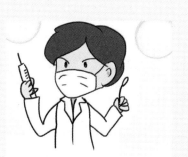

接种部位 24 小时内要保持干燥和清洁，尽量不要沐浴；接种后如接种部位发红、有痛感，低烧等，这些情况都属正常，一般 24 小时之后会自然消失；如果出现持续发烧等现象，应到医院就医，并向接种单位报告。

### ◎生活要规律

保持良好的卫生习惯和平和的心态，保持心情舒畅。

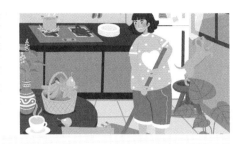

### ◎甲型和乙型流感的预防

成人和 13 岁以上青少年可遵医嘱口服磷酸奥司他韦。

### ◎咳嗽礼仪

感冒时，尤其是发病初期、症状较轻时，患者常常会继续上班或外出，应注意自觉遵守呼吸卫生、咳嗽礼仪并佩戴口罩，以防止病菌借咳嗽、打喷嚏而传播。

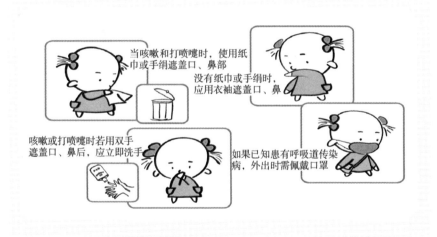

当咳嗽和打喷嚏时，使用纸巾或手绢遮盖口、鼻部

没有纸巾或手绢时，应用衣袖遮盖口、鼻

咳嗽或打喷嚏时若用双手遮盖口、鼻后，应立即洗手

如果已知患有呼吸道传染病，外出时需佩戴口罩

（杨荀　吴小玲　薛秒）

## 参考文献

[1] 吴小玲，万群芳，黎贵湘.呼吸内科护理手册 [M].北京：科学出版社，2011.

[2] 尤黎明，吴英.内科护理学 [M].北京：人民卫生出版社，2013.

[3] 钟南山.呼吸病学 [M].北京：人民卫生出版社，2013.

# 第八章 关爱自己和亲人，认识慢性阻塞性肺疾病

古有江南四大才子，流芳百世；
今有全球四大慢病，祸乱众生！
若要问是哪四大慢病？
当然是慢性呼吸系统疾病、心脑血管疾病、癌症和糖尿病！
今天，我们就来聊一聊位居呼吸疾病之首的
慢性阻塞性肺疾病！

提到慢性阻塞性肺疾病（简称"慢阻肺"），很多人都表示只是听闻，并不是真正了解。历经风雨，苍穹之下，自己和亲人如今成为慢阻肺的经历者，才明白慢阻肺为何位居呼吸疾病之首。

慢性阻塞性肺疾病，英文简称 COPD，一些老人又习惯称其为"老慢支"或"肺气肿"。它是一种常见的、可以预防和治疗的疾病，以持续呼吸症状和气流受限为特征，通常是由于明显暴露于有毒颗粒或气体引起的气道和 / 或肺泡异常所致。该病会导致肺结构性变化，小气道狭窄和肺实质破坏，最终导致肺泡与小气道的附着受到破坏，降低肺弹性回缩能力。冬季是该病的高发季节。

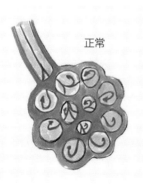

正常

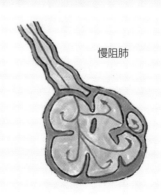

慢阻肺

据相关调查显示，我国20岁及以上成人的慢阻肺患病率为8.6%，40岁以上则达13.7%，60岁以上人群患病率已超过27%，男性患病率（11.9%）高于女性（5.4%）。《全球疾病负担研究》报告，

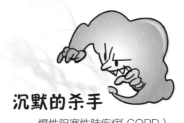

**沉默的杀手**
——慢性阻塞性肺疾病（COPD）

慢阻肺至2020年将位居世界疾病经济负担的第五位。

虽然慢阻肺最常见、最多发，但是由于疾病早期几乎没有症状，发展过程又是隐匿渐进的，人们普遍对这个疾病警惕性不高，因此该病又被称为沉默的杀手。

细思极恐，有没有？

别走开，为了自己和亲人，继续跟随我们深度解析慢阻肺！

## 慢阻肺究竟是如何"杀"人于无形之中的？

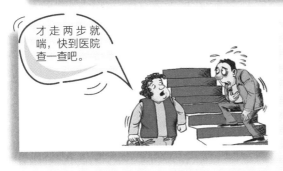

才走两步就喘，快到医院查一查吧。

我们知道慢阻肺这个杀手的威力，还需知道它的手段。具体讲，患慢阻肺以后将咳咳喘喘不停歇。

◎ **呼吸困难**
呈渐进性呼吸困难是慢性阻塞性肺疾病的标志性症状，典型表现为劳力时加重、持续存在，有的患者伴喘息和胸闷。

◎ **慢性咳嗽**
慢性咳嗽通常为首发症状，初起咳嗽呈间歇性，早晨较重，以后早晚或整日均出现咳嗽症状。

### ◎慢性咳痰

患者常咳出少量黏液性痰。部分患者清晨痰量较多；合并感染时痰量增多，常有脓性痰。

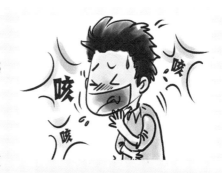

### ◎全身性症状

患者可能会发生全身性症状，如体重下降、食欲减退、肌肉萎缩和功能障碍、精神焦虑和（或）抑郁等。合并感染时可咳血痰或咯血。

慢阻肺中的"慢"，不是指疾病危险性小或程度轻，而是指疾病长期存在。患者因肺功能进行性减退，如不坚持长期规律治疗，在疾病后期，任何日常活动，包括休息时都会感觉气短不适，严重影响活动和生活质量，也给家庭带来沉重负担。同时常常合并其他疾病，最常见的包括心血管疾病、抑郁、骨质疏松、肺癌、糖尿病等。这些并发症均可能增加慢阻肺患者的住院率和死亡率。患者往往在几年内就发展成慢性肺源性心脏病，导致严重的心肺功能障碍，甚至多器官功能衰竭。不干预的话，5年内死亡率高达30%。

## 茫茫人海，慢阻肺这个杀手为啥就盯上了我?

关于罹患慢阻肺的危险因素，你中招了几个？

### ◎最重要的发病因素——吸烟和被动吸烟

吸烟和被动吸烟是慢性阻塞性肺疾病最重要的发病因素，吸烟量与发病率呈正相关。死于慢性阻塞性肺疾病的吸烟者多于非吸烟者，这再次提醒我们戒烟有益健康。

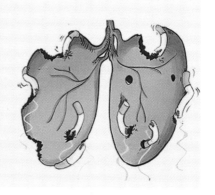

### ◎火上浇油——颗粒物暴露

环境暴露，如生物燃料暴露和空气污染对呼吸道黏膜有刺激和伤害。空气中的烟尘或二氧化硫明显增加时，慢性阻塞性肺疾病急

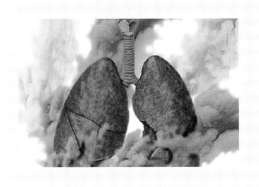

性发作显著增多。做饭时的油烟可能是不吸烟妇女发生慢性阻塞性肺疾病的重要诱因。大气中直径 2.5～10 微米的颗粒物，即 $PM_{2.5}$ 和 $PM_{10}$ 可能与慢性阻塞性肺疾病的发生有一定关系。

### ◎急性加重的罪魁祸首——感染

感染是慢性阻塞性肺疾病急性加重的罪魁祸首。病毒或细菌感染是慢性阻塞性肺疾病急性加重的常见原因。儿童时期重度下呼吸道感染与成年后肺功能降低及呼吸系统症状的发生有关。

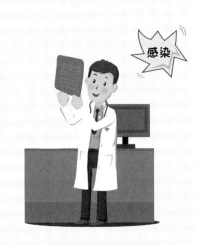

感染

### ◎先天影响——宿主因素

宿主因素包括基因异常、肺发育异常和加速老化。有关研究发现有 50% 的患者是由于肺生长发育异常而引发的慢性阻塞性肺疾病。

### ◎高危人群

慢阻肺多于中年以后发病，因此很多人觉得慢阻肺只是老年病，其实不然，年轻人患病的也不少，只是没有及时发现。建议长期吸烟者，包括二手烟者，或烹饪者、40 岁以上人群、长期接触粉尘者、有慢性咳嗽症状者应定期检查肺功能，利于早发现早治疗。

# 防患于未然，辅助检查不可缺

## ◎疾病诊断金标准——肺功能检查

肺功能检查是早期发现慢性阻塞性肺疾病最有效、最方便的途径，被誉为诊断慢性阻塞性肺疾病的"金标准"，是确诊慢性阻塞性肺疾病的必备条件，对慢性阻塞性肺疾病的诊断、严重度评价、疾病进展、预后及治疗反应等均有重要意义。长期暴露在空气污染环境中的人以及长期主动吸烟或被动吸烟者，都应该在 40 岁以后至

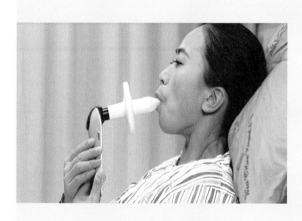

少每半年或一年进行一次肺功能检查。另外，如果在爬楼梯、做家务时比同龄人更容易出现呼吸困难、胸闷、活动能力下降的情况，也要及时去医院进行肺功能检查。

## ◎胸部 X 线、CT 检查

患者早期的胸片检查可能无变化，以后可能出现肺纹理增粗、紊乱等非特异性改变，也可能出现肺气肿改变。

## ◎血气分析

其对确定发生低氧血症、高碳酸血症、酸碱平衡失调以及判断呼吸衰竭的类型有重要意义。

## ◎实验室检查

其包括血常规、痰涂片及痰培养、生化检查等。

## 又到慢阻肺高发季，如何应对"咳痰喘"

如果十分不幸，罹患了慢阻肺，一般会经历急性加重期和稳定期两个阶段，你可以这样做：

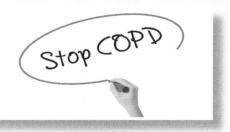

### 学会自我监控，坚持长期氧疗

在出现呼吸困难、咳嗽、咳痰等症状加重时，宜采取半卧位或坐位休息，及时就医。

氧疗是慢性阻塞性肺疾病加重期住院患者的基础治疗。根据病情调整给氧浓度，定期复查动脉血气分析，以确认氧疗效果。

长期家庭氧疗适用于稳定期阶段，是指慢性低氧血症的患者（包括运动和睡眠时低氧血症）每日低流量持续吸氧 ≥ 15 小时，并持续达 6 个月以上，使动脉血液中的氧分压至少达到 60 毫米汞柱（1 毫米汞柱 =0.133 千帕）和 / 或动脉氧饱和度维持在 90% 以上。

现实中许多患者实施家庭氧疗并不理想，究其原因是因为对吸氧存在较多误区。

### 误区 1：发病后才需吸氧，没发病不需要吸氧。

发病时固然需要吸氧，事实上没发病时，如果体内轻度缺氧，同样需要氧疗，这样才能减少发病次数和减轻发病的程度。患者和家属应知晓氧疗是慢性阻塞性肺疾病的基础治疗，可自行购买血氧饱和度检测仪进行自我监测。

**误区 2：长期吸氧会上瘾。**

实际上，应明确慢性阻塞性肺疾病患者气体交换功能受损，随着病情进展，会出现低氧血症、二氧化碳潴留、酸碱失衡和呼吸衰竭等改变。氧气是人体每时每刻所必需的，吸氧时根本没有任何药物进入人体，只是补充身体缺少的氧气，改善组织供氧状态，因而不会产生依赖性。

**误区 3：吸氧多了会中毒。**

所谓的氧中毒是指长时间高浓度吸氧使肺泡及人体出现各种损害性疾病。慢性阻塞性肺疾病患者的氧疗原则是控制性氧疗，吸入氧流量控制在 1 ~ 3 升 / 分钟，吸氧浓度在 25% ~ 33%，符合肺泡中气体交换的最佳浓度，不会发生氧中毒。

氧气吸多了会中毒？

## 家用呼吸机的应用学问大

家庭无创通气（HMV）是指患者在家中或护理机构（非医院）进行无创通气 ≥ 3 个月。重度慢性阻塞性肺疾病患者缺氧和二氧化碳潴留是并存的，家庭氧疗可纠正患者缺氧，但对改善二氧化碳潴留无明显的作用。家庭无创正压通气治疗在缓解期慢性阻塞性肺疾病患者中的应用可以更好地改善肺泡通气和换气，降低二氧化碳潴留。

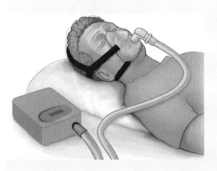

使用家用呼吸机应注意：

①听取专科医师的建议，根据疾病或病因选择合适的呼吸机类型。慢阻肺患者应使用 Bi-PAP 呼吸机，即双水平气道正压通气呼吸机。该类呼吸机能够减轻患者的吸气负担，缓解呼吸肌疲劳，帮助患者呼出二氧化碳。

②根据家庭经济能力，选择个人能承受、价位适宜的无创呼吸机。

③试戴机器，请专业医护人员指导。设置合适的参数、选择符合患者面部特点的鼻／面罩，以保证良好的舒适性。

④尽量选择匹配一个自动调整温度的加温湿化器，以降低带机过程中的干燥等不适。

⑤不论选择何种品牌的呼吸机，应尽量选择静音效果好的机型，以免影响休息。

⑥考虑其售后是否便捷，综合考虑呼吸机的"价"与"值"。

## 避免诱因，预防发作是关键

### ◎戒烟、控烟，远离环境污染

慢性阻塞性肺疾病患者常常经历长期吸烟→慢性支气管炎→慢性阻塞性肺疾病→慢性肺源性心脏病四部曲，疾病步步为营，一招狠过一招，因此，戒烟并避免被动吸烟是慢性阻塞性肺疾病的重要防治措施。改善生活环境，避免有害气体的刺激，避免接触毛毯、被子的灰尘等，更换时可戴口罩，并注意及时开窗通风。

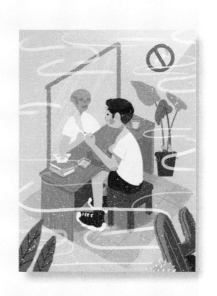

### ◎避免受凉感冒

①从夏季开始坚持用凉水洗脸，使自己有一个适应的过程。

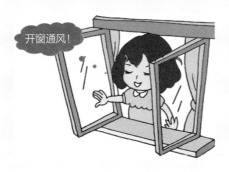

秋冬季节变更时，早晚温差较大，人体极易受凉，此时应注意增减衣物，注意防寒及保暖，外出时佩戴口罩。流感季节避免去人群密集、空气不流通的地方；必须要去时，最好戴上口罩。

②注意个人卫生，勤洗手。

③咳嗽和打喷嚏时用纸巾遮住口鼻，没有纸巾时应该用肘部衣袖遮盖口鼻。

④保持环境清洁和通风。

⑤在流感高发期，定期做消毒。含有效氯、醇类等的消毒剂（如84消毒液、酒精等）都可以有效消毒。

### ◎注射免疫调节剂及疫苗

接种流感疫苗和肺炎疫苗可减少患者急性发作的次数，降低50%的死亡率。

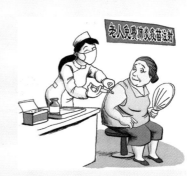

接种流感疫苗的最佳时机是在每年的流感季节开始前。我国冬春季节是每年的流感流行季节，因此，9~10月份是最佳接种时机。当然流感开始以后接种也有预防效果。

接种肺炎疫苗可以在全年任何时间接种，也可以与流感疫苗同时接种，接种后的保护期限一般为5年。我国为了进一步做好"三级预防"，针对60岁以上的老人只需要花费10元钱就可以在疾病预防控制中心或社区医院注射价值数百元的肺炎疫苗。

## 知晓肺康复多一点，生命质量高一点

首先我们要了解肺康复的理念。目前包括慢阻肺在内的慢性病已成为家庭和社会的重大负担，肺康复已经被证明可以帮助患者改善症状、运动耐量和生活质量，可在相关专业人士的指导下选择合适的、针对性的运动疗法。科学合理的运动治疗可以改善患者的情绪，提高心肺功能，调节血脂、血糖等。当然，除此之外，肺康复也包括维持健康的生活方式、规律用药等。

### ◎加强体育锻炼，增强体质

缓解期患者可根据自身情况进行有氧锻炼，如步行、登楼梯、朗读、歌唱或进行力所能及的家务劳动。

**重点在于要量力而行**

锻炼时间的选择，建议秋冬季节避免在早上 9 点以前和晚上 8 点以后，春夏季节避免在早 7 点以前和晚 9 点以后进行室外锻炼，以减少空气中有害雾、尘对气道的刺激。

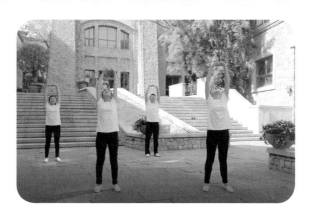

◎**呼吸功能锻炼**

循序渐进地进行呼吸功能锻炼，目的是加强胸、膈呼吸肌肌力和耐力，改善呼吸功能，促进肺康复。锻炼方式多种多样，如呼吸操、朗读、唱歌、笑口常开等。

◎**科学、合理的膳食安排**

少食多餐，饮食上应选择营养丰富、易消化的食物，避免进食辛辣刺激食物；勿暴饮暴食；避免摄入容易引起腹胀及便秘的食物。

◎**规范用药**

吸入治疗可以明显改善患者的肺功能指标，降低气道的慢性炎症反应，改善患者的生活质量和运动耐力，全身副作用小，使用方便，因此，该治疗是慢阻肺患者的首选给药方式。每种吸入剂装置都有其特点及使用要点，使用方法的准确性与疗效有很大的相关性。

**1. 压力定量气雾剂的使用**

常用的压力定量气雾剂有沙丁胺醇气雾剂（万托林气雾剂）、异丙托溴铵气雾剂（爱全乐气雾剂）、丙酸倍氯米松气雾剂（必可酮气雾剂）和布地奈德气雾剂（普米克气雾剂）等。使用方法如下：

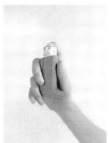

摘下盖子，摇晃吸入器。

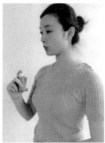

起立，呼气。

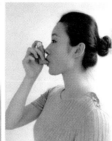

把吸入器放在嘴前，在开口用力吸气的同时，按下吸入器的顶部并继续慢吸气。

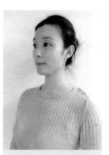

屏气10秒或尽可能长，然后呼气。

### 2. 干粉吸入剂的使用

● 都保装置使用方法：

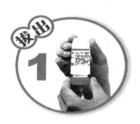

旋转并将盖拔出外盖。

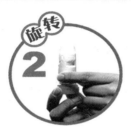

垂直拿药瓶旋转底座，旋转至不能再转时原路返回，当听到"咔嗒"一声时，表明药物已经装好。

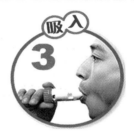

先呼一口气，将气呼尽后，将吸嘴放入口中，双唇包住吸嘴，用力吸气，然后将装置从口中拿出；屏气10秒钟后缓缓呼气。

**注意事项：**

首次使用时应对都保装置进行初始化（即将底座旋转两次）；储存和使用旋转器时应将其竖直，以保证药物剂量准确；当药物计数显示区为红色，提示剩余药量只有20吸，应尽快备药。

● 准纳器装置使用方法：

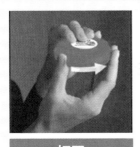 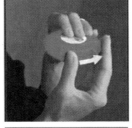 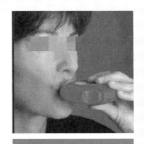

| **打开** | **推开** | **吸入** |
|---|---|---|
| 用一手握住外壳，另一手的大拇指放在拇指柄上，向外失去拇指柄直至完全打开。 | 握住准纳器，吸嘴对着自己。向外推滑动杆，直至发出"咔嗒"声，表明一吸药的剂量已做好准备。 | 将吸嘴放入口中。从准纳器深深地平稳地吸入药物。切勿从鼻吸入。然后将准纳器从口中拿出，屏气约10秒钟，关闭准纳器。 |

● 吸乐装置使用方法：

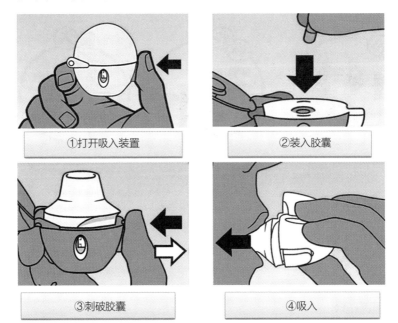

①打开吸入装置　②装入胶囊

③刺破胶囊　④吸入

**特别提醒：**

　　药物胶囊不是口服制剂，切忌勿自行口服。

● 能倍乐装置使用方法：

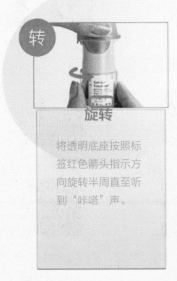

**旋转**

将透明底座按照标签红色箭头指示方向旋转半周直至听到"咔嗒"声。

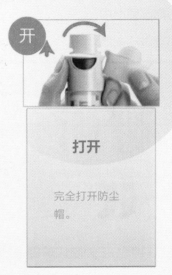

**打开**

完全打开防尘帽。

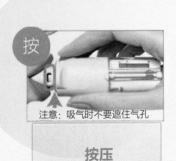

注意：吸气时不要遮住气孔

**按压**

先缓慢深呼一口气，然后含住口含器，按压给药按钮尽可能长时间吸气，并屏住呼吸10秒钟。

## 吸入装置看似简单，其日常使用却是这样：

太难了，就是学不会
我能怎么办？

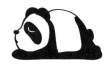

没关系，
手机扫一扫右方二维码，
各种吸入装置使用视频
尽在掌握中，
为你解锁心中
那些过不去的坎儿。

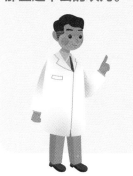

## 吸入制剂操作视频

舒利迭准纳器
（沙美特罗替卡松吸入剂）

欧乐欣
（乌美溴铵维兰特罗吸入剂）

万托林
（沙丁胺醇气雾剂）

信必可都保
（布地奈德福莫特罗粉吸入剂）

思力华
（噻托溴铵粉吸入剂）

能倍乐
（噻托溴铵喷雾剂）

　　科学、正确地认识慢阻肺，积极参与自我肺部健康管理，让我们一起为自己和亲人畅享呼吸而努力吧！

（曾奕华　万群芳　徐玲）

## 参考文献

[1] 李为民，刘伦旭. 呼吸系统疾病基础与临床 [M]. 北京：人民卫生出版社，2017.

[2] Vogelmeier C F, Criner G J, Martinez F J, et al. Global Strategy for the Diagnosis, Management and Prevention of Chronic Obstructive Lung Disease 2017 Report[J]. American Journal of Respiratory & Critical Care Medicine, 2017, 195（5）:557.

[3] 慢性阻塞性肺疾病急性加重诊治专家组. 慢性阻塞性肺疾病急性加重（AECOPD）诊治中国专家共识（2014 年更新版）[J]. 国际呼吸杂志，2017，37.

| 第九章 | 心肺一家亲，你的"家庭"和睦吗 |
|---|---|

心脏的主要功能是将血液中的营养和氧气输送到身体的各个器官，而我们血液中的氧气到底来自何处呢？这就不得不提到我们身体内的幕后大英雄——肺！

当我们从外界吸入空气后，肺将吸入的空气进行加工过滤，将氧气运进血液里，然后再由心脏把含有新鲜氧气的血液运输到身体各处。

如果我们的肺出现了问题，那必定会影响到心脏的功能。因此要想"家庭"和睦，心和肺必须都好好的！

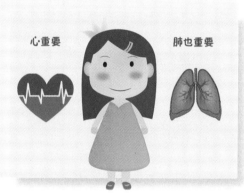

## 心、肺好搭档，有"难"一起抗

### 肺心病到底是个啥？

慢性肺源性心脏病简称肺心病，是一种继发性心脏病。它是由于慢性胸（腔）、肺（脏）疾病，如胸廓畸形、阻塞性肺疾病、肺纤维化或肺血管慢性病变等引起肺循环阻力增加、肺动脉高压，使右心室扩大、肥厚，继而发生右心功能不全，最终导致心力衰竭的一类心脏病。肺心病不是一种特定的疾病，而是一组疾病。

## 哪些因素会导致肺心病的发生？

### ◎支气管、肺疾病

支气管、肺疾病是造成慢性肺心病的重要原因，以慢性支气管炎并发阻塞性肺气肿最为多见，其次为支气管哮喘、支气管扩张、重症肺结核、尘肺、慢性弥漫性肺间质纤维化、肺结节病、嗜酸性肉芽肿等。

### ◎肺血管疾病

累及肺动脉的过敏性肉芽肿病、广泛或反复发生的多发性肺小动脉栓塞及肺小动脉炎以及一些原因不明的原发性肺动脉高压，均可使肺动脉狭窄、阻塞，引起肺动脉血管阻力增加，肺动脉高压和右心室负荷增加，进而发展成肺心病。

### ◎胸廓运动障碍性疾病

该病比较少见，如严重的脊椎后、侧凸，脊椎结核，类风湿性关节炎，胸膜广泛粘连及胸廓形成术后造成的严重胸廓或脊椎畸形。神经肌肉疾患，如脊髓灰质炎，可引起胸廓活动受限、肺受压、支气管扭曲或变形，从而导致肺功能受限，

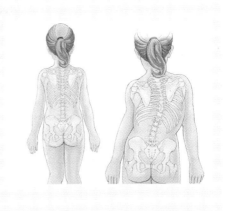

气道引流不畅，肺部反复感染，并发肺气肿，或肺纤维化、缺氧、肺血管收缩、狭窄，使阻力增加，肺动脉高压，进而发展成肺心病。

## 得了肺心病，心、肺有哪些变化？

### ◎肺部病变

除原有疾病（如慢性阻塞性肺疾病、支气扩张症、肺间质纤维化等）所表现的多种肺部疾病外，肺心病肺内的主要病变是肺小动

脉的变化。慢性阻塞性肺疾病由于反复发作，支气管及肺部炎症常波及支气管动脉和附近肺动脉分支，导致支气管动脉血管壁不同程度增厚，还可有非特异性肺血管炎、肺血管内血栓形成等。有的患者可出现扩张的交通支，可产生动—静脉分流。

### ◎心脏病变

右心室肥大，心室壁增厚，心腔扩张，心肌纤维有肥大或萎缩等改变。有的患者可出现冠状动脉粥样硬化等病变。

## 不容忽视的肺心病危害

### ◎呼吸衰竭

慢性支气管炎、慢性阻塞性肺疾病所致的肺心病功能失代偿期常伴有呼吸衰竭。

### ◎酸碱平衡失调及电解质紊乱

由于呼吸衰竭的出现，受缺氧和二氧化碳潴留等影响，可发生各种不同类型的酸碱失衡以及电解质紊乱，从而使呼吸衰竭、心力衰竭等病情更加复杂化。

### ◎弥漫性血管内凝血

由于缺氧、酸碱失衡、感染等，使毛细血管痉挛，毛细血管通透性增加，血液浓缩，血流迟缓淤积，细小的血栓形成，严重时可并发弥漫性血管内凝血。

### ◎心律失常

主要是由于缺氧、肺动脉高压引起，多表现为房性期前收缩、阵发性室上性心动过速，也可有心房扑动和心房颤动。

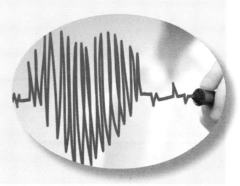

### ◎肺性脑病

由慢性胸肺疾病伴严重通气功能不全所致的缺氧和二氧化潴留发生后出现意识障碍、精神症状和体征，称为肺性脑病。早期有神志恍惚、表情淡漠、精神异常、兴奋等表现；后期有昏迷或癫痫样抽搐，对各种刺激没有反应或出现病理性神经体征。

### ◎休克

休克是肺心病最严重的并发症和致死原因之一。可出现由严重的呼吸道感染所致的循环障碍引起的中毒性休克，由严重心衰或心律失常引起的心源性休克以及由上消化道出血引起的失血性休克。

## "家庭"要和谐，养肺、护心两手抓

肺心病的症状是这样……

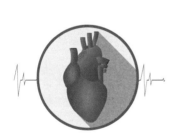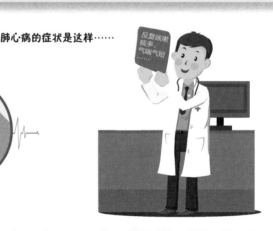

### 警惕身体已发出的"肺心病"信号

#### ◎长期反复咳嗽、咳痰

咳嗽是呼吸道的主要预防机制，能将呼吸道内异物或分泌物排出体外。咳嗽可以分为急性咳嗽、慢性咳嗽、过敏性咳嗽，也可根据咳痰与否分为干咳、痰咳。咳嗽是肺心病的主要症状，当患肺心病时，支气管壁遭到各种炎性细胞浸润，发生充血、水肿和纤维组织增生，黏液腺泡增多；反复肺部感染不断刺激支气管壁，使痰液量明显增多，导致患者经常咳嗽。每逢寒冷季节或气候突然变换时可使疾病突然发作，咳嗽加剧，痰量增多。一般在缓解期，尤其经有效治疗后，咳嗽咳痰可减轻，痰液由黄变白，由黏稠变稀薄。

### ◎呼吸困难

患者感到空气不足，表现为呼吸费力，伴有呼吸频率、节律、深度的改变，随着病情加重而加重，其至轻微活动后或者静息状态下也可出现呼吸困难。当感染和气道慢性炎症已控制，患者呼吸困难仍无明显缓解，或者以夜间阵发性呼吸困难为主要表现时，应考虑有左心功能不全。

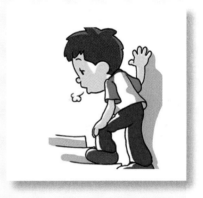

### ◎发绀

发绀是指血液中还原血红蛋白增多，使皮肤、黏膜呈青紫色的现象。肺心病缺氧的典型体征就是发绀。

### ◎胸痛

这可能与炎症波及壁层胸膜或者右心室缺血有关；常在咳嗽或活动后感觉胸骨下隐痛。

### ◎咯血

咯血指喉部以下的呼吸道出血，经咳嗽由口腔排出。肺心病患者咯血并不常见，主要是由呼吸道感染引起支气管黏膜的毛细血管损伤所致，表现为痰中带血丝或血痰，一般咯血量不多，随着感染控制而停止。一旦出现咯血应立即就医，查明原因，采取措施，避免耽误病情。

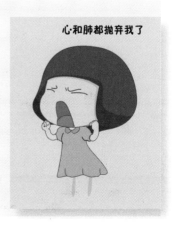

心·和肺都抛弃我了

# 养肺、护心小锦囊

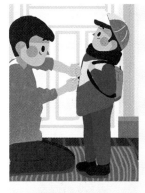

## ◎及时保暖

严寒到来时要及时增添衣服，避免受凉。一旦受凉，将引起支气管黏膜血管收缩，加之患者免疫功能低下，很容易引起病毒和细菌感染。发生感染后一般先是感染上呼吸道，接着会蔓延至下呼吸道，从而引起肺炎或支气管肺炎。

## ◎保持房间空气流通

定时开窗通风，尽量避免在卧室里烧炭火或煤火，尤其是在缺乏排气管的情况下。天气晴朗时可到空气清新处，如附近公园或树林里散散步，呼吸新鲜空气。

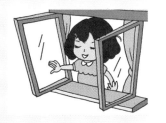

## ◎肺康复训练

肺心病患者进行肺康复可使呼吸力量增强，膈肌运动幅度增加，吸气时胸部充分扩展，可有更多的肺泡张开，使氧气吸入量增加，在得到充分氧气的同时又保证了人体各组织细胞充足的氧供应，使呼吸肌得到休息缓解，对肺心病患者的康复极其有益。不同疾病阶段应采取不同的训练方式与训练强度。适合肺心病患者的锻炼方式有散步、慢跑、太极拳、八段锦、呼吸操、康复器械等。运动量以不产生气促或其他不适为前提。

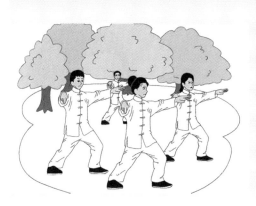

### ◎营养均衡，合理搭配膳食

肺心病患者常伴有营养失调、食欲较差，原则上应少量多餐，可适当服用一些健胃或助消化药，饮食不宜太咸以免加重心脏负担。注意做到以下几点：

①可根据自身喜好，选择营养丰富、易消化的食物以清淡为主，多补充优质蛋白，如蛋、奶、鱼等及富含维生素的新鲜蔬菜、水果。

②饮食规律，少食多餐：肺心病病程长，消耗大，同时由于右心功能不全导致胃肠瘀血，影响了食物的消化和吸收。宜选择易消化食物，少食多餐。

③呼吸困难、咳嗽者应忌辛辣食物，伴有心功能不全者宜食低盐食物，有高血压、动脉硬化者应食低脂食物。

### ◎戒烟、避免二手烟

吸烟直接影响心肺功能。香烟中的尼古丁会使甲状腺素和肾上腺素分泌增多，导致人体血压升高、心跳加快，也大大增加了心脏病的发病率。

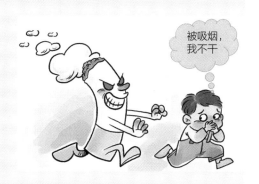

被吸烟，我不干

### ◎坚持长期家庭氧疗

由于肺心病、肺气肿、慢性支气管炎等多存在小气道阻塞，达到一定程度即引起缺氧，有的患者还伴二氧化碳潴留，肺心病同时又存在心功能不全，都有可能导致组织缺氧，因此肺心病患者进行正确的氧疗是非常重要的。一般应持续低流量（1～2升/分钟）、低浓度（25%～29%）吸氧。

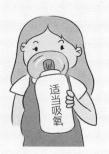

适当吸氧

### ◎注射疫苗和免疫调节剂

#### 1. 流感疫苗

接种流感疫苗的最佳时机是在每年的流感季节开始前。我国冬春季节是每年的流感流行季节，因此，九十月份是最佳接种时机。当然流感开始以后接种也有预防效果。

#### 2. 肺炎疫苗

预防肺炎的有效方法，可以在全年任何时间接种，也可以与流感疫苗同时接种，接种后的保护期限一般为 5 年。

注射丙种球蛋白、胸腺素等可以增强免疫力。

### ◎定期门诊随访

合理的自我管理对于缓解肺心病的病情进展和急性发作非常重要，定期门诊随访遵医嘱调整药物剂量，切忌私自擅用药物。若发生病情变化，如出现气紧加重、痰量增多或痰液变黏稠等情况应及时就诊。

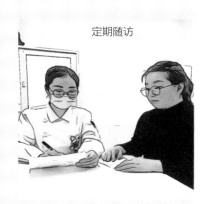

定期随访

（万群芳　吴小玲　刘美成）

## 参考文献

[1] 钟小宁，高占成 . 肺源性心脏病 [M]. 北京：人民卫生出版社，2015.

[2] 李为民，刘伦旭 . 呼吸系统疾病基础与临床 [M]. 北京：人民卫生出版社，2017.

[3] 成人支气管扩张症诊治专家共识编写组 . 成人支气管扩张症诊治专家共识 [J]. 中华结核和呼吸杂志，2012，35（7）:485–492.

[4] 施黎敏，李惠惠，毕美峰 . 中西医结合治疗慢性肺源性心脏病临床疗效及护理分析 [J]. 辽宁中医杂志，2015（5）:1053–1054.

[5] 余华，张多兰 . 综合护理干预在慢性肺源性心脏病患者护理中的应用效果 [J]. 中国组织工程研究，2016（02）:89–90.

## 第十章　防治哮喘，不要成"齁包儿"

妈妈说，咳嗽的时候不能吃鸡、鸭、鱼虾，以后老了要成齁包儿！

婆婆说，莫往树笼笼、草笼笼、花丛丛里面拱[1]，要遭得齁包儿！

隔壁王孃孃说，天气冷了莫出去乱跑，不然要成齁包儿！

### 到底啥子是"齁包儿"嘛！！！

支气管哮喘（简称"哮喘"），就是我们四川人说的"齁包儿"，是由多种细胞参与的气道慢性炎症性疾病，是最常见的慢性呼吸道疾病之一，可累及各个年龄段和任何种族的人群。目前，全球哮喘病患者至少有3亿人，我国哮喘病患者约3 000万人，且呈逐年增加的趋势。

说多都是泪

哮喘不发作的时候和正常人一样，跑、跳、玩样样不耽搁，发作的时候有可能导致生命危险。这种不能呼吸的痛于无形中杀人，让哮喘病人人心惶惶。

今天，我们就一起来共同寻找预防、治疗、控制哮喘的方法吧！

### 哮喘发作会怎么样?

①反复发作的喘息、气促，伴或不伴胸闷或咳嗽，夜间及晨间

---

①拱，四川方言，往里钻的意思。

多发，常与接触变应原、冷空气、物理或化学性刺激、上呼吸道感染及运动等有关。

②急性发作或重度哮喘病患者双肺可闻及散在或弥漫性、以呼气相为主的哮鸣音，呼气相延长。

以上症状和体征经治疗后可缓解或自行缓解。

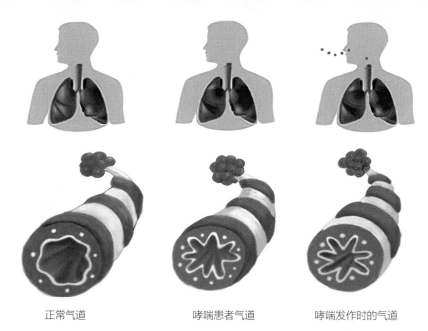

正常气道　　　　　　　哮喘患者气道　　　　　哮喘发作时的气道

## 什么检查能判断你是否得了哮喘？

支气管舒张试验阳性（吸入支气管扩张剂后，FEV1 增加 ≥ 12%，且 FEV1 绝对值增加 ≥ 200 毫升）。

②支气管激发试验阳性。

③呼气流量峰值（PEF）平均日变异率 ≥ 10%。

符合上述症状和体征，同时具备气流受限客观检查中的任一条，并除外其他疾病引起的喘息、气促、胸闷和咳嗽，可以诊断为哮喘。

# 哪些因素可引发哮喘？

哮喘的病因有吸入变应原、感染、食物、气候改变、精神因素及遗传因素等。哮喘的发病是遗传和环境两方面因素共同作用的结果。

◎**遗传因素**

哮喘病患者亲属的患病率高于群体的患病率，且亲缘关系越近，其亲属患病率越高；患者病情越严重，亲属患病率也越高。

◎**环境因素**

①室内过敏原。螨虫、真菌、动物皮毛、毛屑等。

②室外过敏原。花粉、真菌等。

③感染。研究表明婴幼儿期呼吸道合胞病毒感染与儿童喘息以及日后儿童哮喘有密切关系。真菌气道定植及致敏与成人难治性哮喘有关。

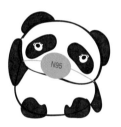

离我远点，我过敏

④食物。某些患者对特定的食物敏感，如花生、鱼虾等。

⑤吸烟。主动和被动吸烟与哮喘病患者肺功能快速下降、哮喘的严重度以及哮喘难于控制高度相关。

⑥气候与理化因素。空气污染、冷空气等。

⑦职业因素。某些特殊的职业，如密切接触有机或无机化学物质等。

⑧药物因素。如阿司匹林、非甾体类抗炎药等。

⑨其他。气候变化、运动、妊娠及情绪激动、肥胖、忧虑、紧张、恐惧和依赖心理等可能是哮喘的激发因素。

# 罹患哮喘，身体会诚实地告诉你有哪些变化？

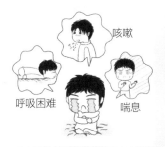

咳嗽

呼吸困难

喘息

哮喘根据临床表现可分为急性发作期和非急性发作期。哮喘急性发作是指喘息、气促、咳嗽、胸闷等症状突然发生，或原有症状加重，并以呼气流量降低为其特征，常因接触变应原、刺激物或呼吸道感染诱发。急性发作时程度轻重不一，可在数小时或数天内出现，偶尔可在数分钟内即危及生命。（表 10-1）

表 10-1　哮喘急性发作时病情严重程度分级表

| 临床特点 | 轻度 | 中度 | 重度 | 危重度 |
|---|---|---|---|---|
| 气短 | 步行、上楼时 | 稍事活动 | 休息时 | |
| 体位 | 可平卧 | 喜坐位 | 端坐呼吸 | |
| 讲话方式 | 连续成句 | 单词 | 单字 | 不能讲话 |
| 精神状态 | 可有焦虑，尚安静 | 时有焦虑或烦躁 | 常有焦虑、烦躁 | 嗜睡或意识模糊 |
| 出汗 | 无 | 有 | 大汗淋漓 | |
| 呼吸频率 | 轻度增加 | 增加 | 常 > 30 次 / 分钟 | |
| 辅助呼吸肌活动及三凹征 | 常无 | 可有 | 常有 | 胸腹矛盾呼吸 |
| 哮鸣音 | 散在，呼吸末期 | 响亮、弥散 | 响亮、弥散 | 减弱，乃至无 |
| 脉搏（次 / 分钟） | < 100 | 100~120 | > 120 | 变慢或不规则 |
| 奇脉 | 无 | 可有 | 常有（成人） | 无，提示呼吸肌疲劳 |
| 最初支气管舒张剂治疗后 PEF 占预计值或个人最佳值百分比 | > 80% | 60%~80% | < 60% 或 100 升 / 分钟或作用时间 < 2 小时 | |
| 静息状态下 $PaO_2$（毫米汞柱） | 正常 | ≥ 60 | < 60 | < 60 |
| 静息状态下 $PaO_2$（毫米汞柱） | < 45 | ≤ 45 | > 45 | > 45 |
| 静息状态下 $SaO_2$（%） | > 95 | 91~95 | ≤ 90 | ≤ 90 |
| pH 值 | | | | 降低 |

　　注：只要符合某一程度的某些指标，无须满足全部指标，即可提示为该级别的急性发作；PEF 为呼吸峰流速；$PaO_2$ 为动脉血氧分压；$PaCO_2$ 为动脉血二氧化碳分压；$SaO_2$ 为动脉血氧饱和度；1 毫米汞柱 =0.133 千帕

# 得了哮喘，可不能坐以待毙，有效措施要采取

## ◎树立战胜疾病的信心

由于哮喘需要长期甚至终身防治，可能加重患者及家属的精神及经济负担，部分患者可能出现忧郁、悲观情绪，以及对治疗失去信心等，需要帮助患者树立战胜疾病的信心，让其相信通过长期、规范的治疗，哮喘可以得到有效的控制。

## ◎脱离变应原是防治哮喘最有效的方法

患者及家属应避免哮喘的诱因，保持空气清新，保持室内空气流通，室温适宜，脱离变应原等。外出时戴上口罩，避免与过敏原接触，避免去人流密集的场所。

**温馨提示：**

请学会并熟练判断发病先兆及发作时紧急处理措施（详见 101 页问题二）。

## ◎用药护理

严密观察药物疗效和不良反应。

**茶碱类** 茶碱的主要不良反应为胃肠道症状（恶心、呕吐等），心血管症状（心动过速、心律失常、血压下降等）及多尿，偶可兴奋呼吸中枢，严重者可引起抽搐甚至死亡。发热，妊娠，小儿或老年人、心、肝、肾功能障碍或甲状腺功能亢进者慎用，合用西咪替丁、喹诺酮类、大环内酯类药物等可影响茶碱代谢而使其排泄减慢，应减少用药剂量。茶碱缓（控）释片不能嚼碎口服，必须整片吞服。

**$\beta_2$ 受体激动剂** 长效 $\beta_2$ 受体激动剂不主张单独使用，一般与吸入激素联合应用；患者应遵医嘱用药，不宜长期、单一、大量使

用，避免长期使用引起 $\beta_2$ 受体功能下降和气道反应性增高而出现耐受性。常见不良反应有心悸、骨骼肌震颤及低血钾等。

**抗胆碱药物** 吸入抗胆碱药物时，少数患者有口苦或口干感。

**糖皮质激素** 遵医嘱用药，不能自行减药或停药。吸入后部分患者会出现声音嘶哑、口咽部念珠菌感染或呼吸道不适症状，应用清水充分漱口，减少口咽部药物残留。全身用药患者应注意有无高血压、糖尿病、向心性肥胖、骨质疏松、消化性溃疡等不良反应。口服药宜在饭后服用，以减少对胃肠道黏膜的刺激。

**其他** 酮替芬和组胺 $H_1$ 受体拮抗剂对轻症哮喘和季节性哮喘有一定作用。酮替芬有头晕、口干、嗜睡等副作用，慎用于高空作业人员、驾驶员、操纵精密仪器者。

**正确使用吸入装置** 吸入治疗是哮喘药物治疗的首选治疗途径。根据病情选择合适的吸入装置，病人正确使用吸入装置保证药物吸入剂量可降低哮喘的复发率。

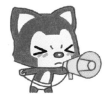

重要的事情说三遍！

**不要自行停药！**

**不要自行停药！！**

**不要自行停药！！！**

◎**体位管理**

哮喘发作时根据病情采取舒适体位，坐位或半卧位，有利于呼吸通畅，如有条件，可适当吸氧。

◎**饮食护理**

饮食不当，可能诱发或加重哮喘，因此应进食清淡、易消化、足够热量食物，避免进食生、冷、硬及油炸食品，不宜食用鱼、虾、蟹、蛋类、牛奶等易致过敏的食物，并戒烟、戒酒。

### ◎饮水

病情允许的情况下每日饮水 2500 ~ 32000 毫升，以补充水分，稀释痰液，改善呼吸功能。

### ◎做好哮喘控制测试

2006 年全球哮喘防治创议就推荐哮喘控制测试作为评估哮喘临床控制的一种简易方法。患者可以在家庭或社区完成哮喘控制水平的自我评估。连续监测可提供重复的客观指标，便于调整治疗方案，确定维持哮喘控制所需的最低治疗级别，降低治疗成本，减轻患者及家庭的负担。哮喘病患者至少每 4 周进行 1 次 ACT 评分监测。评分细则及意义见表 10-2。

表 10-2 哮喘控制测试表

| 问题1 | 过去四周内，在工作、学习或家中，哮喘妨碍您进行日常活动的时间有多长？ | | | | | 得分 |
|---|---|---|---|---|---|---|
| | 所有时间 | 大多数时候 | 有些时间 | 很少时候 | 没有 | |
| 问题2 | 在过去四周内，您有多少次呼吸困难？ | | | | | |
| | 每天不止一次 | 一天一次 | 每周3至6次 | 每周1至2次 | 完全没有 | |
| 问题3 | 在过去四周内，因为哮喘症状（喘息、咳嗽、呼吸困难、胸闷或疼痛），您有多少次在夜间醒来或早上比平时早醒？ | | | | | |
| | 每周4晚或更多 | 每周2至3晚 | 每周1次 | 1至2次 | 没有 | |
| 问题4 | 在过去四周内，您有多少次使用急救药物治疗（如沙丁胺醇）？ | | | | | |
| | 每天3次以上 | 每天1至2次 | 每周2至3次 | 每周1次或更多 | 没有 | |
| 问题5 | 您如何评估过去四周内自己的哮喘控制情况？ | | | | | |
| | 没有控制 | 控制极差 | 有所控制 | 控制很好 | 完全控制 | |

第一步，请将每个问题的得分填在右侧的框中。
第二步，把每一题的分数相加得出总分。　　　　　　　　　　　　　　　**总分**
第三步，寻找总分的含义
25分，完全控制；20-24分，部分控制；< 24分，未得到控制

### ◎正确记录哮喘日记

医生可根据记录细节分析发作诱因和治疗情况，并可根据日记调整用药。患者可根据记录来避免诱因，减少哮喘的发病。见表 10-3、10-4。

表 10-3　哮喘日记

| 哮喘日记卡 | 星期一 | | 星期二 | | 星期三 | | 星期四 | | 星期五 | | 星期六 | | 星期日 | |
|---|---|---|---|---|---|---|---|---|---|---|---|---|---|---|
| | 日 | 夜 | 日 | 夜 | 日 | 夜 | 日 | 夜 | 日 | 夜 | 日 | 夜 | 日 | 夜 |
| 咳嗽情况 | | | | | | | | | | | | | | |
| 喘息情况 | | | | | | | | | | | | | | |
| 憋气感 | | | | | | | | | | | | | | |
| 鼻子症状 | | | | | | | | | | | | | | |
| 可疑过敏原或诱因 | | | | | | | | | | | | | | |
| 是否有就医 | | | | | | | | | | | | | | |
| 峰流速值 | | | | | | | | | | | | | | |
| 变异率 | | | | | | | | | | | | | | |
| 药名及用药剂量和次数 | | | | | | | | | | | | | | |

表 10-4　症状及峰值流速表

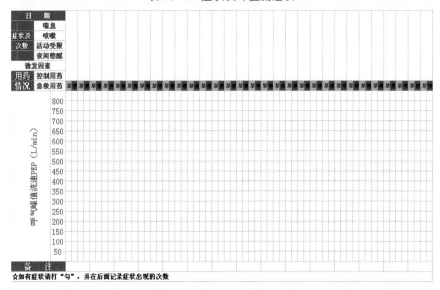

◎戒烟

　　研究证实，吸烟的哮喘病患者病情控制的概率降低，因此，戒烟是最重要的减少未来风险的可调控因素之一。

◎康复锻炼

　　哮喘病患者应适当参加体育锻炼（如游泳、慢跑、打羽毛球等），增强体质，提高抗病能力，但需避免剧烈活动（如短跑、球

练起来

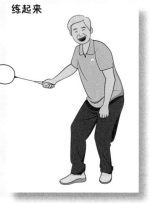

类等运动量过大的活动）。

◎ **规律的随访**

一般每 1 ～ 3 个月随访 1 次，急性发作后每 2 ～ 4 周随访 1 次。随访内容：检查居家 PEF 和症状记录、吸入技术的掌握、危险因素及哮喘控制，即使哮喘完全控制，也应进行定期随访。

◎ **其他**

①母乳喂养。婴幼儿抵抗力差，易发生感染和变态反应性疾病，母乳喂养能降低儿童喘息发生，但可能无法减缓哮喘的进展。提倡母乳喂养婴儿，对于在哺乳期中母亲因病或其他原因不能哺乳者且有家族过敏史者婴儿应以羊乳或豆乳代之。

②维生素 D。对多项研究结果进行的荟萃分析提示，孕期进食富含维生素 D 和维生素 E 的食物可以降低儿童喘息的发生。

还有疑问哇，那来一波问答吧！

## 问题一：哮喘发作前有没有先兆？

大多数的哮喘发作是有信号的。既往有哮喘发作史的患者，出现夜间易醒、打喷嚏、流鼻涕、流眼泪、咳嗽、咽痒等症状，往往是哮喘发作的早期征兆。

## 问题二：哮喘急性发作，该怎么办？

①家人不要慌乱。

②将药物及吸入装置立即给患者使用。使用速效制剂时应先吸入支气管舒张剂（如沙丁胺醇气雾剂、特布他林气雾剂等），再吸入抗炎制剂（如吸入性糖皮质激素：二丙酸倍氯米松气雾剂或丙酸氟替卡松气雾剂），并详细记录患者的呼吸、脉搏等情况。

③患者取坐位，身体向前微倾，靠在手肘或手臂上，尽量呼吸新鲜空气（过敏体质的患者必须脱离过敏原）。有条件者要吸氧。

④若症状无缓解，尽快就近急诊。

## 问题三：吸入激素药会不会副作用太大？

从循证医学目前的数据来看，吸入的激素能直接作用于局部病变的气道，且剂量小，全身副作用小，只要遵医嘱正确使用，做好漱口这步操作，即可避免或者减轻其不良反应（声音嘶哑、口腔念珠菌感染），可以放心使用。

## 问题四：哮喘控制不好会怎样？

哮喘是影响人们身心健康的重要疾病，治疗不及时、不规范则可能致命。哮喘发作时可并发气胸、纵隔气肿、肺不张等；长期反复发作和感染可并发慢性支气管炎、肺气肿、肺纤维化、支气管扩张和肺源性心脏病。

（冯梅　吴颖　薛秒）

参考文献

[1] 中华医学会呼吸病学分会哮喘学组.支气管哮喘防治指南（2016年版）[J].中华结核和呼吸杂志,2016,39（9）:675-697.

[2] 韦旋，邓静敏.支气管哮喘发病机制的基因研究进展[J].中华结核和呼吸杂志，2012,35（11）:849-852.

[3] 中华医学会呼吸病学分会哮喘学组，中国哮喘联盟.支气管哮喘急性发作评估及处理中国专家共识[J].临床医学研究与实践，2018（6）.

[4] 冯益真.哮喘病防治知识大全[M].济南：济南出版社，2010.

[5] 王玉花，陈洁.健康教育在支气管哮喘患者护理中的应用效果评价[J].中国健康教育，2015（3）:307-309.

## 第十一章 支气管被烫了一个"羊毛卷" 结果是支气管扩张症

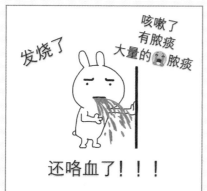

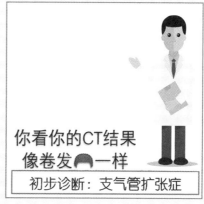

**CT 报告提示：**扩大的支气管在断面上呈圆圈影，似蜂窝状，大的囊状扩张，可见多个圆形或卵圆形透亮区，其下缘壁增厚显影，似卷发，称为"卷发征"，诊断为支气管扩张症。

## 到底啥子是支气管扩张症？

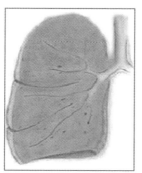

正常肺

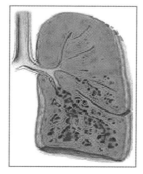

支气管扩张肺

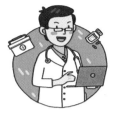

**请看各种支气管扩张造型**

支气管扩张症简称"支扩",是由各种原因引起的支气管树的病理性、永久性扩张,导致反复发生化脓性感染的气道慢性炎症。其临床表现为持续或反复性咳嗽、咳痰,有时伴有咯血,可导致呼吸功能障碍及慢性肺源性心脏病。

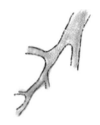

正常支气管

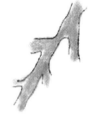

柱状型支气管扩张

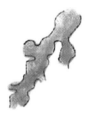

静脉扩张型支气管扩张

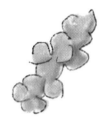

齐状型支气管扩张

## 晓不晓得①每年得此病的人有好多哟!

支气管扩张症的患病率随年龄增长而增高。新西兰儿童支气管扩张症的患病率为 3.7/10 万,英国的患病率约为 100/10 万,美国成人总体患病率为 52/10 万,其中 18 ~ 34 岁人群的患病率为 4.2/10 万,而 70 岁及以上人群的患病率高达 272/10 万。

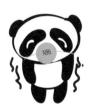

你看哈嘛,
好吓人噢!
注意!注意!

**胸部高分辨率 CT 可以诊断**

> **注意:**
> 胸部高分辨 CT（HRCT）扫描的引入,大大提高了支气管扩张症的确诊率。

①四川方言,知不知道的意思。

## 支气管扩张症这个病有些啥子危害

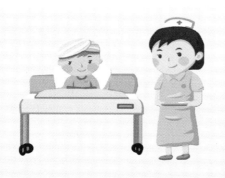

这是一种常见的慢性呼吸疾病，病程长，病变不可逆转。支气管扩张症常因并发感染而引起肺炎、肺脓肿、肺坏疽、脓胸、脓气胸等。

当疾病发展，支气管周围肺组织受到炎症破坏，进而发生广泛性的纤维化，肺毛细血管床遭到严重破坏时，可导致肺动脉循环阻力增加，形成肺动脉高压，进而引起慢性肺源性心脏病，严重影响患者的生活质量，造成沉重的社会经济负担。

## 好吓人，支气管扩张症这个病咋个来的

支气管扩张症因多种原因引起的支气管壁正常结构遭到破坏，形成支气管永久性扩张，从而导致反复发生化脓性感染。气道管壁结构及纤毛功能受损时，病原菌极易定植，病原菌定植与炎症递质释放是感染加重的一个重要基础。

支气管扩张症的具体病因到底有哪些呢？

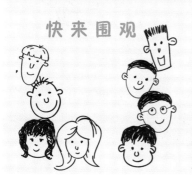

①既往下呼吸道感染；

②结核和非结核分枝杆菌感染；

③异物和误吸；

④大气道先天性异常；

⑤免疫功能缺陷；

⑥纤毛功能异常；

⑦结缔组织疾病；

⑧炎症性肠病；

⑨其他原因。变应性支气管肺曲霉菌，以及支气管哮喘也可能是加重或诱发该病的原因之一。

## 支气管扩张症有哪些症状？对照一下我有没有呢

支气管扩张症的典型症状为**慢性咳嗽伴大量脓痰**和（或）**反复**

咯血。

### ◎慢性咳嗽、大量脓痰

咳嗽和咳痰与体位改变有关，每日早上起床和晚上睡觉时咳嗽、咳痰较多。呼吸道感染急性发作时，黄绿色脓痰明显增加，一

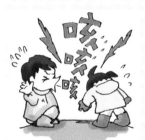

日可达数百毫升。其痰液静置后可见分层现象：上层为泡沫，下悬脓性成分，中层为混浊黏液，下层为坏死组织沉淀物。若有厌氧菌混合感染则咳脓性臭痰。

### ◎反复咯血

50%～70%的患者可出现不同程度的咯血，咯血量差异较大，咯血程度不等，可分为痰中带血、小量咯血至大量咯血。有些患者仅有反复咯血，而无咳嗽、脓痰等症状，临床上称为"干性支气管扩张症"。

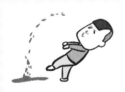

### ◎全身症状

人在感冒，班不得不上！

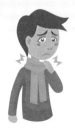

若反复继发感染，支气管引流不畅，痰不易咳出，甚至炎症扩展到病变周围肺组织时，可出现畏寒、发热、食欲缺乏、乏力、消瘦等症状。

**注意！注意！**

早期或干性支气管扩张症可无异常肺部体征，病情加重或继发感染时常常闻及下胸部、背部固定而持久的局限性粗湿啰音，这是支气管扩张症的特征性表现。约三分之一的患者可闻及哮鸣音或粗大的干啰音。部分患者可有杵状指（趾）。

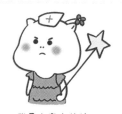

我是电竞·小软妹
有人需要医生吗

**感染、出血需警惕！**

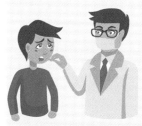

支气管扩张症是一种反复感染与咯血的难治性疾病。这时候必须及时清除呼吸道分泌物，遵医嘱应用祛痰剂、支气管扩张剂、体位引流、纤维支气管镜吸痰等，减少痰液在气道及肺、支气管内的积聚，除去细菌生长繁殖的场所等是控制感染的主要环节。咯血是支气管扩张症的常见症状，是威胁患者生命的主要原因。

下面进入提问环节！

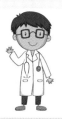

我来回答

## 问题一: 为什么支气管扩张症患者容易反复感染?

①部分患者免疫功能缺陷或较差。

②黏液纤毛清除功能异常，无法有效清除微生物。

③细菌感染后进一步破坏黏液纤毛清除功能。

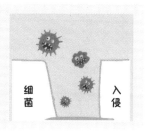

细菌

入侵

④致病菌定居在呼吸道，平时与身体和平共处，一旦人体抵抗力下降致病菌便会大量繁殖，从而影响人体健康。

## 问题二：支气管扩张症伴感染应如何治疗？

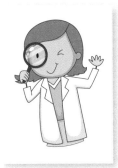

根据病情、检查结果判断感染的类型，针对致病菌使用有效的抗菌药物。临床疗效欠佳时，需根据药敏试验结果调整用药。目前急性加重期抗菌药物治疗的最佳疗程尚不确定，经验建议所有急性加重治疗疗程为 14 天左右。若支气管扩张症的病因是由于结核病所引起，使用抗结核药治疗结核病，疗程常需半年以上。

## 问题三：支气管扩张症患者为什么容易咯血？如果咯血了咋个办？

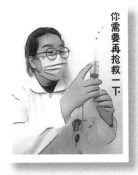

支气管周围有丰富的血管，形成类似渔网的血管网，随着支气管发生病变，这些血管也未能幸免，常伴有这些血管扩张，并容易发生破裂，血液进入支气管造成咯血。此外，支气管扩张症患者容易反复感染，炎症损伤支气管黏膜及黏膜下的血管，亦容易出现咯血。那么，如果出现咯血时需要注意什么呢？

①出现咯血不要惊慌，有血就咯出来不要憋吞，注意休息，避免剧烈活动。

②痰中带血或少量咯血时，饮食清淡，避免辛辣食品。

③及时去医院就诊，明确咯血原因并积极治疗。

## 问题四：支气管扩张症患者该如何自我照护呢?

### 预防感染

患病后呼吸道很脆弱，如果并发感染，对患者的病情会有很大的影响，应该尽量减少呼吸道感染发生的可能性，积极防治支气管肺炎、肺结核等呼吸道感染，及时治疗上呼吸道慢性病灶（如扁桃体炎、鼻窦炎等），一旦发生急性感染则应

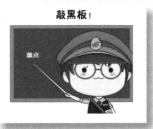

敲黑板!

选择有效的抗感染治疗。注意防治咯血，保持呼吸道通畅，及时到医院就诊。如果患者咯血多，必要时遵医嘱介入手术进行治疗。

### 保持呼吸道的畅通

帮助患者保持呼吸道畅通，掌握有效咳嗽、胸部叩击、雾化吸入及体位引流等排痰方法，及时清除呼吸道分泌物。

#### ◎有效咳嗽、咳痰的方法

尽可能采取坐位，先进行深而慢的呼吸2~3次，然后深吸气至膈肌完全下降，屏气3~5秒，缓慢地通过口腔将肺内气体呼出（胸廓下部和腹部应该下陷），再深吸一口气后屏气3~5秒，身体前倾，从胸腔进行2~3次短促有力的咳嗽，咳嗽同时收缩腹肌，或用手按压上腹部，帮助痰液咳出。

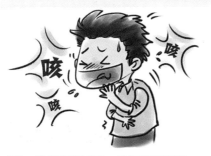

俗话说咳痰不是啥大病，咳不出来就要人命! 对于年老、体弱者，又或者是怎么都学不会正确咳嗽的患者，现在有了简单、有效的排痰装置——振荡呼气正压排痰装置，其具体使用方法见肺康复章节。

医生，我喉咙都咳痛了，就是咳不出来哒……

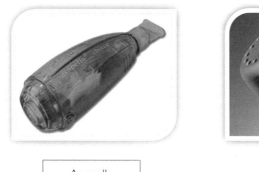

Acapella

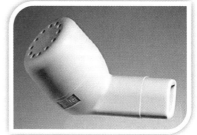

Flutter

## ◎体位引流的方法

体位引流是利用重力作用使肺、支气管内的分泌物排出体外，又称重力引流。根据病变部位、病情和患者体力，每天 1 ~ 3 次，每次 15 ~ 20 分钟；在餐前 1 小时或餐后 1 ~ 3 小时进行引流。请遵照医护人员指示选择引流体位，原则上使病患部位的支气管开口向下。引流时严密观察病情变化，如有脸色苍白、发绀、心悸、呼吸困难等症状，须及时停止引流。引流后应及时漱口，并观察痰液情况。

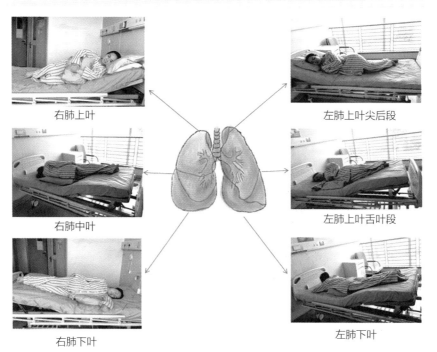

右肺上叶

左肺上叶尖后段

右肺中叶

左肺上叶舌叶段

右肺下叶

左肺下叶

## 锻炼身体

支气管扩张症患者平时应戒烟限酒,适当进行体育锻炼,提高身体素质,平时活动要以不感到劳累为宜;注意劳逸结合,维护心、肺功能,减少疾病的发作。支气管扩张症为不可逆病变,要学会自我监测病情,一旦症状加重,应及时到医院就诊,以免延误治疗。

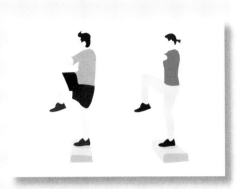

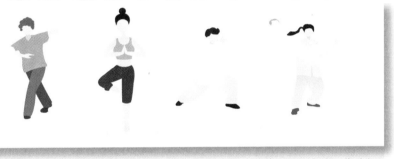

（蒋丽 吴小玲 薛秒）

## 参考文献

[1] 蔡柏蔷,何权瀛.成人支气管扩张症诊治专家共识（2012版）[J].中华危重症医学杂志（电子版）2012,5（5）:20–30.

[2] 关伟杰,袁婧婧,高永华,等.支气管扩张症患者咯血与疾病严重程度和急性加重的关系 [J].中华结核和呼吸杂志,2017,40（1）:16–23.

[3] 李为民,刘伦旭.呼吸系统疾病基础与临床 [M].北京:人民卫生出版社,2017.

[4] 田欣伦,吴翔,徐凯峰,等.成人支气管扩张患者的病因及临床特点分析 [J].中国呼吸与危重监护杂志,2013,12（6）:576–580.

[5] Polverino E,Goeminne P C,Mcdonnell M J,et al.European Respiratory Society guidelines for the management of adult bronchiectasis.[J].European Respiratory Journal,2017,50（3）:170–629.

# 第十二章 手指拇儿①长成"小鼓槌"，可能中招比癌症更可怕的蜂窝肺

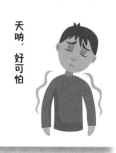

一爬楼梯就气喘；

轻微劳动就气促咳嗽；

连吹肥皂泡都成了一种奢望……

有一群人，他们的肺像被一张无形之"网"勒住，束缚着日常的行动和生活，这张"网"可不简单，甚至竟能夺走我们的生命。

别走开，马上揭开它的庐山真面目！

## 比癌症更可怕的蜂窝肺

这张"网"俗名"蜂窝肺"，学名特发性肺纤维化。它是间质性肺疾病中最常见的类型，是一种慢性进行性加重、不可逆的肺纤维化改变，因经常导致患者肺部组织呈蜂巢状，所以便有了"蜂窝肺"之称。

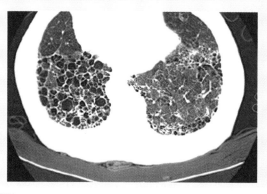

---

①四川方言，手指头。

特发性肺纤维化病变局限在肺脏，易发于中老年男性人群（50～70岁），主要表现为咳嗽、进行性呼吸困难、运动耐力下降。少数患者可能有肺性骨关节病（手指拇长得像小鼓锤）。如果出现上述症状，又无其他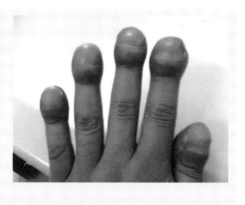明确诱因，建议你到医院排查特发性肺纤维化。

绝大多数特发性肺纤维化（IPF）患者在发现时已到病程晚期或终末期，此时，除了肺移植手术，其他治疗方式均收效甚微，虽然治疗后临床症状有所改善，但能长期稳定者甚少。IPF患者预后差，确诊后的平均生存期仅有2.5～3年；少数患者病情发展迅速，6个月至1年内死亡；老年患者预后更差，死亡率甚至高于大多数癌症。因此，特发性肺纤维化的治疗还是一个世界性的难题，被医学界称为**不是癌症的癌症**。

## 让蜂窝肺来得更晚一些吧！

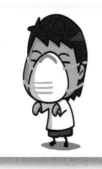

"蜂窝肺"虽然可怕，但我们不能坐以待毙，快快行动起来，

防微杜渐有妙招，让蜂窝肺远离我们吧！

### 第一招：避免接触有毒害气体

烟草中含有4 000余种有害化学物质，它们可以单独或联合导致肺损伤。吸烟可明显增加IPF发生的危险性。吸烟量越多，IPF的发生率也越高，尤其是吸烟大于20包/年者。因此，吸烟者果断戒烟，不吸烟者远离二手

烟，劝诫亲朋好友勿吸烟。另外，长期接触其他各种有毒或刺激性气体，如金属或木质粉尘、氯气、甲醛等，IPF 发生风险显著增加。其他粉尘暴露，如理发业、鸟类饲养、石材加工行业等也可能与 IPF 的发生有关。此类人群应定期进行肺功能、胸部 X 线、血气分析监测，早发现早诊治。

## 第二招：积极治疗原发疾病

不少 IPF 患者存在胃食管反流症状，长期反复的胃内容物吸入可能导致肺纤维化的发生。若出现胃食管反流症状，应当积极治疗。

## 第三招：定期身体检查

定期体检对于疾病的预防和早期发现非常重要。现在大家比较重视高血压、糖尿病等慢性疾病，也有意识排查相关系统疾病，但对慢性呼吸系统疾病的认识却不足。呼吸系统疾病的检查有赖于胸部 X 线检查、胸部高分辨 CT 扫描等影像学检查。

在此，特别要对肺功能监测这种平价又简便的检查方式画个重点：肺功能监测于呼吸疾病，就像血压计于心脑血管疾病，血糖仪于糖尿病。肺功能检查对评价明确肺的功能状态，评估肺部病变范围是很有价值的。另外，对于高度怀疑 IPF 的患者还可通过肺组织活检、实验室血液标本检查等有创手段辅助诊断。

## 第四招：综合治疗不能少

◎非药物治疗

**戒烟** 必须劝导和帮助患者戒烟，且注意远离吸烟人群。

**氧疗** 吸氧在 IPF 合并低氧血症时能改善患者的生活质量，提高其活动能力。低氧是 IPF 患者运动中呼吸困难的形成原因，因此，运动中氧气供应会

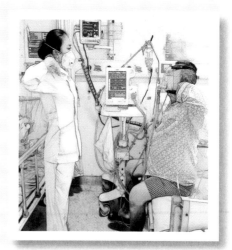

改善患者的缺氧和呼吸困难，也会降低患者的病死率。推荐参照慢性阻塞性肺疾病氧疗指征，静息状态低氧血症(动脉血液中的氧分压小于60毫米汞柱和/或动脉血氧饱和度小于88%)的IPF患者应该接受长期氧疗，氧疗确切时间因人而异，一般建议每天大于15小时，维持主动脉血氧饱和度大于90%。

**机械通气** 机械通气可能是极少数IPF患者氧疗与肺移植之间的过渡方式。

无创正压通气可能改善部分IPF患者的缺氧，延长生存时间。

**肺康复** 肺康复是针对有症状及日常活动能力下降的慢性肺病患者的一项全面干预治疗手段，目的在于减轻症状，改善机体功能，稳定或延缓疾病发展，降低医疗费用。肺康复的内容包括全身性运动、呼吸肌锻炼、营养支持、心理支持和患者教育，已广泛应用于慢性阻塞性肺疾病患者的治疗，也适用于部分IPF患者。

**肺移植** 肺移植技术已经成为各种终末期肺疾病的主要治疗手段。IPF患者接受肺移植可以提高生存率，改善生活质量，5年生存率逐年提高，目前可50%～56%。国内已经有多家医疗机构开展肺移植。

### ◎药物治疗

**吡非尼酮** 吡非尼酮具有抗炎、抗纤维化和抗氧化特性。吡非尼酮能够抑制调节重要的促纤维化和促炎细胞因子，抑制成纤维细胞增殖和胶原沉积。

**尼达尼布** 尼达尼布能够抑制纤维细胞生长，缓解疾病进程。

**乙酰半胱氨酸** 能改善气道痰液黏稠症状，降低IPF患者肺功能衰退程度。

## 第五招：自我照护很重要

### ◎预防肺部感染

感染是IPF急性加重的诱因。由于IPF患者存在免疫功能缺陷，容易导致各种感染，诱发病情加重。激素治疗过程中，机体免疫功能进一步受到抑制，更易遭受病原体侵袭，容易受凉感冒，随后出现发热、咳嗽、咳痰加重、气促明显。部分患者肺内病灶迅速扩展，病情进行性加重至死亡。因此，预防肺部感染是出院后患者自我管理最重要的部分。

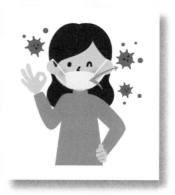

①房间保持干净、整洁，调节温度22 ~ 24℃、湿度50% ~ 60%为宜。天气干燥时，可进行空气湿化。雾霾天气可使用空气净化装置，减少病毒和细菌的繁殖。定期清洗空调滤网，经常清洗和晾晒床上用品，不使用羽毛或陈旧棉絮等易引起过敏物品填充的被褥。避免烟雾、香水、空气清新剂等带有浓烈气味的刺激因素。

②注意防寒保暖，及时增减衣服，预防感冒，避免直接吸入冷空气，以免加重咳嗽。

③减少探视，避免接触感冒患者和到人群密集的公共场所，外出戴口罩。

④注意手卫生，勤洗手。

◎**适当运动**

适当运动能维持肌肉正常的肌力与肌张力，对抗疲劳。

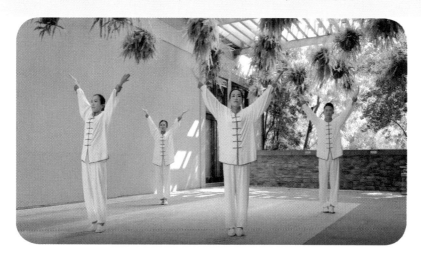

①上肢运动和下肢运动是锻炼的基本项目，可增加机体的活动耐力，提升自我照护能力。上肢运动锻炼可使手部和肩部的肌肉群强壮，有助呼吸顺畅。步行是被广泛使用的下肢运动。卧床患者可以由家属协助进行肢体功能锻炼。

②避免剧烈运动，如快跑、打球等竞技运动。运动前先热身，若运动中出现呼吸困难情况应及时停止，必要时给予吸氧。所有的运动以及患者日常活动都应该视病情而定，活动以不感到过度疲劳、不加重症状为宜。

③运动方案咨询专科医生，根据患者的主观感受、呼吸困难与心悸的程度，结合呼吸频率、心率、血氧饱和度等客观指标来确定锻炼强度和时间。

◎**均衡营养**

营养不良会增加机体对炎症反应的易感性。研究报道，IPF 患者的生存率与体重指数密切相关，体重指数越高，IPF 患者的生存优势越显著。饮食原则上遵循高蛋白、高维生素、低盐食物为主，同时戒烟、酒。

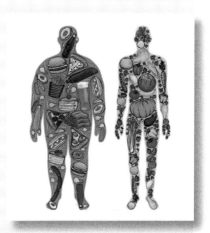

◎**情绪控制**

IPF 患者由于病情反复，疗效不明显以及药物的副作用，常出现情绪低落、焦虑、忧郁及失眠等症状，患者需正确认识和面对疾病。

①加强对 IPF 的认识，积极预防疾病的复发，避免因疾病发作或加重引起的不良情绪。

②树立积极的心态，正确对待社会及家庭角色的转换，避免或减少因角色转换带来的心理落差感。

③建立社会支持系统，得到家人及朋友的理解、支持与鼓励，

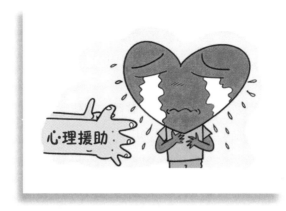

培养健康的兴趣爱好，转移对疾病的注意力，这对应对不良情绪有良好的帮助。

④学会控制和放松情绪，释放压力，不看紧张、刺激的电视、球赛，避免因情绪激动而诱发气促。

### ◎自我病情监测

①体温正常值为 36 ～ 37℃，发热提示有可能合并感染，若自觉不舒适，应测量体温，观察是否发热，并注意发热的时间和程度。

②呼吸频率正常值为 16 ～ 20 次 / 分钟。呼吸频率是反映 IPF 病情变化的一个敏感指标，若发生呼吸频率较平时明显增加，气促严重，且安静状态下不能减缓时，要注意及时就诊。

③心率正常值为 60 ～ 100 次 / 分钟。血液内含氧量不足时心率常常会增快，当感觉心悸、胸闷或心率超过 120 次 / 分钟，需及时就诊。

④监测血压，保持血压相对稳定，过低或过高时均会引起不适，应及时到医院进行药物调整。

⑤外周血氧饱和度是反映呼吸循环功能的一个重要生理参数，可以购买脉搏血氧仪定时监测血氧饱和度。正常人的血氧饱和度为 95% 以上，95% 以下为供氧不足。静息时血氧饱和度小于等于 90% 应吸氧或到医院就诊。

◎ **定期复查**

药物的用量因人而异，药物的疗效也各有不同，医生将根据患者的症状、主诉、检查结果个体化调整药物的用法和剂量。因此，应按照医嘱用药并定期复查，以监测疾病发展进程。

◎ **及时就医**

若患者出现气促加重，休息时仍不能减轻，咳嗽频率增加，痰液增多、变稠、变黄，新近发生心律失常，出现心悸、胸闷，存在嗜睡或意识障碍，感冒、发热，出现口唇发绀或双下肢水肿，或上述体征较前加重，黑便或呕血，需及时就医。

（吴颖 冯梅 刘美成）

# 参考文献

[1] 李为民，刘伦旭.呼吸系统疾病基础与临床 [M].北京：人民卫生出版社，2017.

[2] 吴小玲，金洪.畅呼吸临床实用指南 [M].成都：四川科学技术出版社,2014.

[3] 中华医学会呼吸病学分会间质性肺疾病学组.特发性肺纤维化诊断和治疗中国专家共识 [J].中华结核和呼吸杂志，2016，39（6）:427-432.

[4] 曹孟淑，蔡后荣，代华平.2015ATS/ERS/JRS/ALAT 官方的临床实践指南：特发性肺纤维化的治疗（执行摘要）[J].中国呼吸与危重监护杂志，2016（2）:189-197.

[5] 范碧君，蒋捍东.2015 版特发性肺纤维化治疗指南解读 [J].世界临床药物，2016（7）:453-456.

[6] 李燕，苗立云，姜涵毅，等.特发性肺纤维化预后相关因素的回顾性研究 [J].中国呼吸与危重监护杂志，2012，11（3）:257-261.

[7] 周诗扬，李晓莉.肺间质纤维化患者的家庭护理 [J].中国实用神经疾病杂志，2011，14（10）:72-73.

# 第十三章 久坐不动,警惕会呼吸的痛

五旬教授脊柱手术后第 7 天因肺栓塞猝死;

26 岁小伙沉迷电玩,网吧通宵一夜失去生命;

20 岁小伙乘坐 7 小时长途汽车后惹上肺栓塞。

一时间大家谈谈肺栓则色变。肺栓塞到底为何方妖邪呢?为了不让其继续兴风作浪,下面进行讲解。

## 第一招:知己知彼,百战不殆

肺栓塞是一组疾病或临床综合征的总称,各种血栓栓子经常聚众闹事,阻塞肺动脉血管的交通要道,影响血供的正常输送,其余犯罪成员包括脂肪、羊水、空气等栓子。

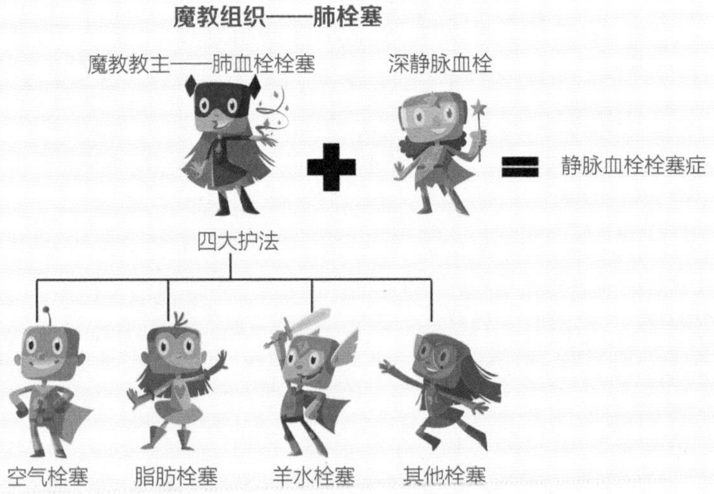

图 13-1 肺血栓组织结构

当栓塞物为血栓时，我们称为肺血栓栓塞症。血栓作恶多端，肺血栓栓塞症占肺栓塞的99%以上，故通常所说的肺栓塞就是指肺血栓栓塞症。目前急性肺栓塞已成为最常见的心血管系统疾病，也是最常见的三大致死心血管疾病之一。

## 不容忽视的经济舱综合征

经济舱综合征时常被提及，顾名思义，它经常袭击的对象是经济舱的乘客。因为飞机经济舱或火车座位相对来说间距小，显得拥挤，以致坐在其中不便活动，人的腿部一直弯曲，双下肢静脉血液回流缓慢、血液淤滞，甚至会在下肢出现血液凝聚而形成血栓栓子，医学界称之为深静脉血栓形成。下肢静脉血栓形成后，因刚刚形成，所以容易脱离静脉壁，随血液回流入右心室，到达肺动脉，阻塞肺动脉，从而会发生一系列的症状，甚至会导致猝死，临床上称为肺栓塞。可以说，下肢深静脉血栓栓塞症(DVT)和肺栓塞症均是血栓栓子在静脉血管不同部位流窜作案所致，也是同一疾病的不同阶段。

它们统称为静脉血栓栓塞症(VTE)。

## VTE 的其他恶劣行径

单纯的下肢静脉血栓问题并不大，但是血栓一旦脱落，危险可以说是致命的。肺是人体重要的呼吸器官，吸入肺内的氧气和血液中的二氧化碳在这里得以交换，并通过心脏输送到全身各处。然而，当栓塞物质，例如血栓进入肺血管内，阻断肺组织的血液供应引起病变，肺则不能正常工作，导致全身经脉不通，供氧不足，引起其他重要脏器罢

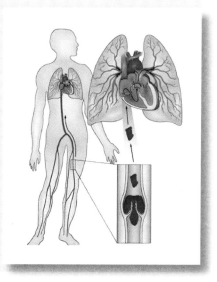

工，甚至出现休克死亡。未经治疗的肺栓塞死亡率高达 30%，肺栓塞所致的死亡常出现在发病后早期，其中 44% 死于栓塞后 15 分钟内，另外 22% 死于栓塞后 2 小时内。因此，肺栓塞的危害不容小觑。

## 危险因素要牢记

**医生提醒：不要掉以轻心，肺栓塞喜欢挑以下人群下手！**

静脉血栓并非专挑经济舱乘客下手。事实上，不论是坐飞机还是火车、巴士，甚至是在办公室里，只要是长时间坐着不动，下肢静脉都容易形成血栓，进而就有发生肺栓塞的可能。深静脉血栓和肺栓塞具有共同的目标作案人群。目前，医学界普遍认为静脉血栓的发生与三个重要因素有关：血流淤滞、血管内皮损伤及血液高凝状态。遗传性因素（原发性）和获得性（继发性）因素都可导致上述三个危险因素的形成或增加，增加静脉血栓的发生风险。

### ◎获得性因素
**高危因素**　骨折、髋关节或膝关节置换、大型普外科手术、大的创伤、脊髓损伤等。

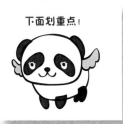

**中危因素**　关节镜手术、安置中心静脉导管、化疗、慢性心衰或呼吸衰竭、口服避孕药、雌激素替代治疗、恶性肿瘤、妊娠 / 产后、既往 VTE 病史等。

**低危因素**　卧床超过 3 天，长时间静坐不动，年龄、肥胖、静脉曲张等。

总之，肺栓塞是会呼吸的痛，它在血液里来回滚动，后悔不戒烟会痛，静脉曲张会痛，卧床不能动最痛。

### ◎遗传性因素
一些先天性的凝血因子、抗凝因子和纤溶系统异常的疾病均易导致血栓的形成，如蛋白 C 缺乏症、纤溶酶原缺乏症等。

## 第二招：立识损招，早获救治

肺栓塞招式多样，有的招式雁过无痕，有的招式置人于晕厥，又有招式能将人打致胸痛、咯血，甚者杀人于瞬时，且无声无息。肺栓塞常见的症状有：呼吸困难、胸痛和咯血，称为肺栓塞三联征。但实际临床上同时出现三种症状的患者不到30%，可谓是冰山一角。症状的严重程度可根据栓子大小、栓塞部位、栓塞范围及患者基础心肺功能而不同，可表现为无症状到猝死的极大跨度。因此，出现上述症状，又没有其他明确原因，应当警惕肺栓塞的可能，及时求助就医。除了镇静、镇痛、吸氧、预防感染等一般对症治疗外，还有以下防御措施：

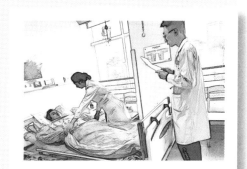

√ 抗凝治疗。

√ 溶栓治疗。

√ 外科手术治疗。

√ 内科介入治疗。

√ 呼吸循环支持治疗。

## 第三招：辅助检查，血栓无处走

我们可借助以下各种辅助检查让血栓无处遁走。

### ◎血浆 D- 二聚体检测
血浆 D- 二聚体检测对于急性肺血栓栓塞诊断敏感性高但特异性差，对于急性肺栓塞有较大的排除诊断价值。

### ◎心电图
心电图的表现无特异性，不能作为肺栓塞的诊断依据，但右心室负荷增加的征象对于肺栓塞有提示作用。

### ◎超声心动图

超声心电图在提示诊断、预后评估及排除其他心血管疾病方面有重要价值，是基层医疗机构诊断肺栓塞的重要常用技术，也是对于疑诊高危肺栓塞患者的首选检查。超声心动图可为肺栓塞诊断提供间接及直接征象。

### ◎胸部 X 线

胸片在 80% 的肺栓塞患者中提示有异常表现，但缺乏特异性，可提供心肺全面情况，有助于鉴别诊断其他胸部疾病。

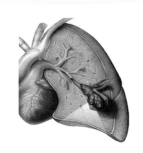

### ◎螺旋 CT 肺动脉造影

螺旋 CT 肺动脉造影具有无创、扫描速度快、图像清晰、较经济的特点。将造影剂经外周静脉注入后，可在 CT 下直观判断肺动脉栓塞程度和形态以及累及范围。螺旋 CT 肺动脉造影对于肺栓塞诊断的特异性及敏感性均较高，已成为急性及非急性肺栓塞诊断的首选检查。

### ◎肺动脉造影

肺动脉造影是诊断急性肺栓塞的金标准。但其为有创检查，需行股静脉穿刺，将检查导管顶端经右心房、右心室，再放入肺动脉主干，可发生严重并发症甚至致命，目前仅用于其他无创条件下无法确诊的肺栓塞及复杂心肺血管疾病，或为介入治疗提供最佳解剖血和血流动力学资料。

### ◎下肢静脉彩超

由于急性肺栓塞和下肢深静脉血栓密切相关，且下肢静脉彩超简单易行，在急性肺栓塞诊断中具有一定价值。

# 第四招：预防手段

## ◎水分补充

为避免血液黏稠，一日饮水量应大于 1 500 毫升。处于飞机等干燥环境中，首先最重要的就是努力补充水分，每小时最好补充 200 毫升的水，避免酒精及含有咖啡因的饮料。

## ◎适当活动

避免久站、久坐、久卧。长途旅行时，不要上车睡觉，下车拍照。1 小时要做 3 ~ 5 分钟的脚部运动，包括脚尖、脚趾及膝盖运动（图 13-2）。坐飞机及乘火车时，可适当在舱内走动。自驾车应当每 2 ~ 3 小时下车活动一下筋骨。手术者或卧床者在未发生静脉血栓之前提倡及时下床，不能下床活动者应在床上做下肢关节活动，包括膝部、踝部、足趾；抬高下肢 45°，利于静脉血液回流，勿将枕头垫在小腿肚上，以免影响血液回流；意识障碍者应该在家人协助下完成下肢被动活动。（图 13-3、13-4）

①用力蜷曲脚趾

②用力伸展脚趾

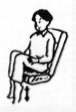

③上下踮脚尖

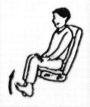

④脚背向上翘

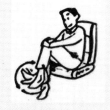

⑤双手抱膝以脚踝为支点旋转足部

图 13-2　脚尖、脚趾、膝盖运动

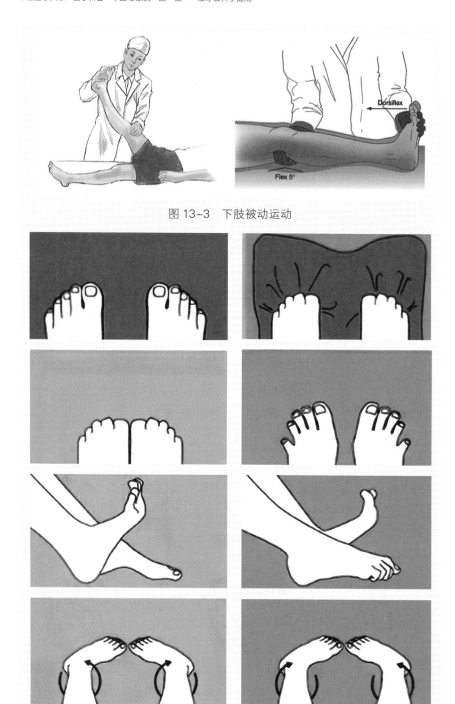

图 13-3　下肢被动运动

图 13-4　足趾及脚踝运动

◎**着宽松衣物**

　　穿着宽松的衣物，避免穿过紧的袜子和裤腰，都有利于下肢静脉血液的回流。

◎**物理保护**

　　针对具有上述危险因素的人群，可在医生的建议下采用机械预防的措施，如梯度加压弹力袜（图 13-5）、间歇充气加压治疗（图 13-6）等。穿着梯度加压弹力袜的注意事项如下：晨起，在下床前穿好弹力袜，应当避免在久坐久站后直接穿着弹力袜，这样反而可能导致下肢血流的瘀滞；每晚睡觉前应脱下弹力袜并做抬高下肢的动作。具体穿着方法见示意图（图 13-7）。若需使用抗血栓药物或抗凝药物，必须遵医嘱按时服药，不随意增减剂量，并定期门诊随访，监测出凝血时间。

弹力袜织造原理
　　弹力袜在脚踝部建立最高支撑压力，顺着脚部向上逐渐递减，在小腿肚到最大压力值的 70%~90%，在大腿外减到最大压力值的 25%~45%，压力的这种递减变化符合人体血液回流的需要。

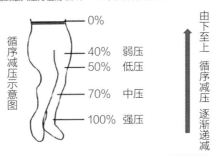

图 13-5　梯度加压弹力袜

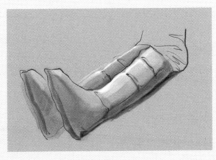

图 13-6　间歇充气加压治疗

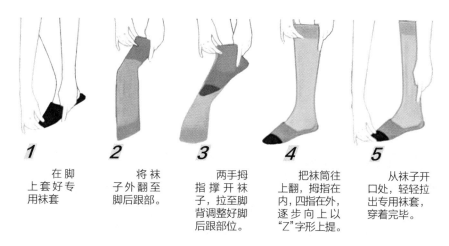

| 1 | 2 | 3 | 4 | 5 |
|---|---|---|---|---|
| 在脚上套好专用袜套 | 将袜子外翻至脚后跟部。 | 两手拇指撑开袜子，拉至脚背调整好脚后跟部位。 | 把袜筒往上翻，拇指在内，四指在外，逐步向上以"Z"字形上提。 | 从袜子开口处，轻轻拉出专用袜套，穿着完毕。 |

图 13-7　梯度加压弹力袜穿着方法

### ◎症状早识别

严密观察有无静脉血栓形成的早期征象，特别是久站、久坐、久卧后出现下肢不对称性肿胀、患肢血栓形成部位压痛、皮肤温度升高等情况时；若在长途旅行结束几小时甚至数周后出现胸痛和（或）呼吸困难，均要警惕肺栓塞的发生。此时应选择轮椅等转运工具，及时到医院就医，严禁步行就医。新发血栓的患者在就医前严禁活动、按摩及热敷患侧肢体，以避免栓子脱落。

### ◎戒烟戒酒

吸烟会导致血管痉挛或收缩，造成血管内壁损伤；酒精会加速体液丢失，可致血液黏稠度进一步增加，进而加速各器官动脉粥样硬化以及血栓形成。

### ◎其他类型肺栓塞的预防

引起肺血管堵塞的栓子除了血栓以外，还包括脂肪、羊水、空气等各类异物。

①脂肪。下肢长骨骨折，骨髓中的脂肪滴进入血液循环导致栓塞。另外，爱美女性在整形医院接受的吸脂术，发生脂肪栓塞也

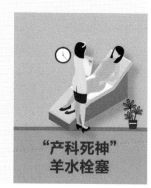

"产科死神"
羊水栓塞

越来越多见。

②羊水。产后羊水由血管断端进入血液循环导致栓塞，羊水栓塞是分娩期的严重并发症之一。

③空气栓塞。常见于意外以及减压病。减压病是由于在高压环境作业后减压不当，体内原已溶解的气体到了低压的环境后，由于超过饱和界限，被迅速释放，在血管内产生气泡并栓塞血管，这种空气栓塞症常见于水肺潜水运动员或潜水爱好者。

对于以上原因导致的栓塞，应当采取合理的针对性预防措施，包括：选择运动与饮食控制的科学减肥方法，若确实要行抽脂手术，务必选择正规的医院进行。高压环境作业者应当按照执业要求规范地循序渐进地减压。水肺潜水爱好者在离开水面后 24 小时内勿乘坐飞机，避免压力骤减导致血液内气体释放，引起空气栓塞。

肺栓塞虽然凶猛，但是可防可治，让我们行动起来，别让"肺栓塞"有机可乘！

（吴颖　曾奕华　杨荀）

## 参考文献

[1] 李为民，刘伦旭．呼吸系统疾病基础与临床 [M]．北京：人民卫生出版社，2017．

[2] 郭爱民，周兰姝．成人护理学（第 3 版）[M]．北京：人民卫生出版社，2017．

[3] 吴小玲，金洪．畅呼吸临床实用指南 [M]．成都：四川科学技术出版社，2014．

[4] 中华医学会心血管病血分会肺血管病组．急性肺栓塞诊断与治疗中国专家共识[J]．中华心血管病杂志，2015，44（3）：197-211．

[5] 齐浩山，张福先．急性深静脉血栓患者是否应早期下床活动 [J]．中华外科杂志，2012，50（8）：688-690．

[6] 中华医学会呼吸病学分会肺栓塞与肺血管病学组，中国医师协会呼吸医师分会肺栓塞与肺血管病工作委员会，全国肺栓塞与肺血管疾病防治协作组．肺血栓栓塞症诊治与预防指南 [J]．中华医学杂志，2018，98（14）：1060-1087．

[7] 孙建华，马玉芬，郭一峰，等．急性深静脉血栓患者早日下床活动可行性与安全性的系统评价[J]．中华护理杂志，2017，52（5）：581-584．

# 第十四章

**别等"爆"肺了,才重视生命**

或许,你正在酣畅淋漓地打一场篮球;

或许,你刚搬了重物……

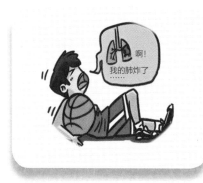

啊!

我的肺炸了……

几秒后你突然气喘吁吁、胸口不舒服!出现这种情况,绝大多数的人都会认为自己只是累了,而不是病了,觉得忍一下,休息一会就好了。事实上,就算你根本什么也没干,只是咳嗽两声,打了几个喷嚏,你也可能会出现突然的胸痛和气紧。真正的原因可能是:你的肺"爆"了!换种说法,你可能发生气胸了!

那到底啥子是气胸?

发生了气胸是不是只有胸痛的表现?

可不可以不管它呢? 会有什么后果?

带着一系列的疑问,接下来我们就跟大家来扯一扯这"爆"起来要人命的气胸!

## 气为何误入胸腔内?

众所周知,我们通过吸入空气中的氧气,呼出体内的二氧化碳,如此循环,生命不息。作为维持我们呼吸的关键器官——肺,位于胸腔内，在纵隔的两侧，被胸廓保护着。胸膜腔由胸膜壁层和脏层构成，是不含气体的密闭性潜在腔隙。正常情况下，吸入体内的气体仅存在于肺内，任何原因导致气体进入胸膜腔，引起胸膜腔积气状态，就被称为气胸，俗称"爆肺""肺膜穿"。

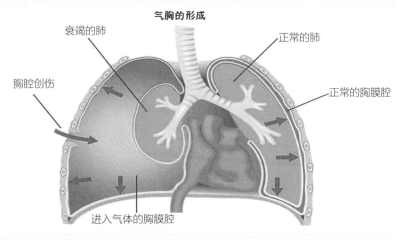

气胸的形成

衰竭的肺　　　　　　　　　　　　　正常的肺

胸腔创伤　　　　　　　　　　　　　正常的胸膜腔

进入气体的胸膜腔

这里提到的任何原因，既可能是由车祸、意外引起的创伤性气胸，也可能是自发形成的气胸。气胸的发生因素有很多，手持重物、屏气后剧烈咳嗽、碰撞以及上臂用力高举等增加肺内压力的行为均可造成气胸发作，甚至有时打个喷嚏也会诱发气胸。但是，也有相当一部分气胸患者发病时没有任何诱因，也

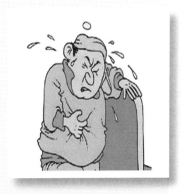

有在睡眠中发生气胸者。此外，吸烟者的气道异常导致胸膜下肺表面局限性气肿，也易引起气胸的发生。

## 气胸种类有很多种，瘦高小伙要当心

在临床上，我们通常根据气胸的发病原因和气胸与外界空气的关系，把气胸分为以下几类：

### ◎根据发病原因分类

①原发性自发性气胸。其是指没有肺部明显病变者所发生的气胸，发病率为 9/10 万，男性多于女性（约 6 : 1），90% 发生在 20 ～ 40 岁的人群，以瘦高体型者居多。因为在瘦高体型的人群中，从肺底到肺尖的压力梯度比正常人大，其肺尖所承受的压力大于正常人，导致肺尖部局限性胸膜下肺气肿或肺大泡形成，容易导致气胸。自发性气胸占新生儿的 1% ～ 2%，男婴的发生率是女婴的 2 倍。患儿多是足月或过期妊娠，常为胎儿窘迫并进行复苏者，

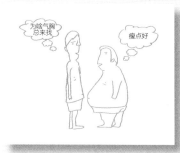

或吸入胎粪、血液及黏液很难清除者。其发病与肺组织在出生后最初的呼吸中过度膨胀有关。新生儿在出生后肺泡的膨胀速度很快，但吸入胎粪、血液及黏液后通气受阻，肺内压力增高，导致肺组织破裂形成气胸。

②继发性自发性气胸。其是继发于肺部各种疾病（如慢性支气管炎、肺气肿、肺结核、肺癌等）基础上发生的气胸，形成肺大泡或直接损伤胸膜所致。

③创伤性气胸。其多由于肺被肋骨骨折断端刺破，亦可由于暴力作用引起的支气管或肺组织挫裂伤，或因气道内压力急剧升高而引起支气管或肺破裂。锐器伤或火器伤穿通胸壁，伤及肺、支气管和气管

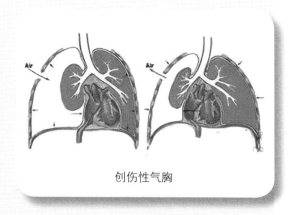

创伤性气胸

或食管，亦可引起气胸，且多为血气胸或脓气胸。

④人工气胸。其为诊治胸内疾病，人为将气体注入胸膜腔形成。

⑤其他。气胸患者中有一小部分是遗传性气胸，其发病机制仍

未明确。但有报道认为与 α – 抗胰蛋白酶有关。妊娠也可能导致气胸的发生，以生育期年轻女性为主。根据气胸发生的时间，可分为早期（妊娠 3 ~ 4 个月）和后期（妊娠 8 个月以上）两种，其发生机制尚不十分清楚。

◎**按气胸与外界空气的关系分类**

①闭合性气胸（单纯性气胸）。其属于单纯性的一类气胸，胸膜裂口较小， 肺受胸膜腔内空气压迫萎缩，进而裂口闭合，不再漏气。此时，胸膜腔内压力接近或高于大气压，抽气后压力不再升高。

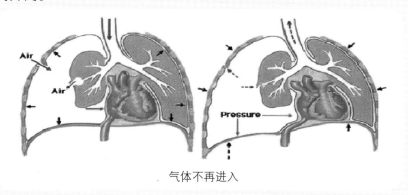

气体不再进入

②开放性气胸（交通性气胸）。因两层胸膜间有粘连和牵拉，使裂口持续开放。吸气和呼气时，空气自由进出胸膜腔，此时会产生纵隔随呼吸摆动的情况， 严重影响呼吸循环功能。

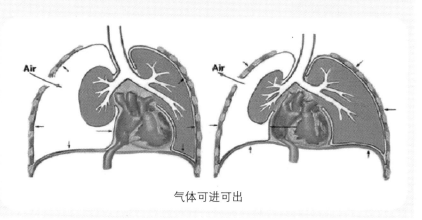

气体可进可出

③张力性气胸（高压性气胸）。胸膜裂口处呈单向活瓣，吸气时开启，空气漏入胸膜腔；呼气时关闭，胸膜腔内气体不能再经裂口返回呼吸道或排出体外。其结果是胸膜腔内气体愈积愈多，形成高压，使肺脏受压，呼吸困难，纵隔推向健侧，循环障碍。这类气胸需紧急排气，否则短时间内危及生命。

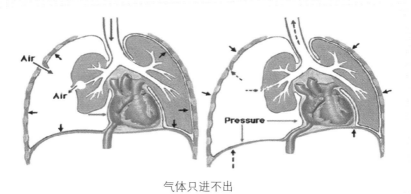

气体只进不出

## "爆肺"不仅仅是胸口儿痛

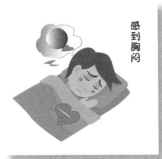

突然感到一侧胸痛是发生气胸最常见且最早的表现，此外，气胸的表现还有气急、憋气，可有咳嗽，但痰少，小量闭合性气胸先有气急，但数小时后逐渐平稳，X线也不一定能显示肺压缩。若积气量较大或者原来已有广泛肺部疾患，常不能平卧。呼吸困难程度与积气量的多少以及原来肺内病变范围有关。当有胸膜粘连和肺功能减退时，即使小量局限性气胸也可能出现明显胸痛和气急。

张力性气胸由于胸腔内骤然升高，肺被压缩，纵隔移位，出现严重呼吸循环障碍，患者表情紧张、胸闷，甚至有心律失常，常挣扎坐起，烦躁不安，有发绀、冷汗、脉快、虚脱等表现，短时间可发生呼吸衰竭危及生命。

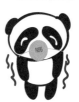
想想都后怕！

在原有严重哮喘或肺气肿基础上并发气胸时，气急、胸闷等症状有时不易觉察，要与原先症状仔细比较，并做胸部 X 线检查。血气胸如果失血过多，则会导致血压下降，发生失血性休克，甚至死亡。

## 生命可贵，治疗"爆"肺需及时

气胸这么凶险，那如果发生了气胸，我们应该怎么办？若怀疑自己或家人发生了气胸，应该做到不要慌、不要拖、不要等！

立即取半坐卧位，不要过多移动，有条件者可吸氧，对于开放式气胸，请赶紧捂住伤口。家属和周围人员保持镇静，做好患者的情绪安抚，并联系 120 或及时前往医院就诊。

### ◎生命仅一条，办法千万条

听了太多气胸的危害，感觉危险系数是不是极高？你可能特别担心生命因此结束，但是，你真的不要太过担心，只要及时就医，及时处理，生命之花还是会继续开放的。

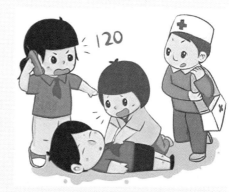

气胸属于呼吸科常见急症之一，气胸的治疗已经非常成熟，其诊断较为简单，通过 X 线就可以判断气胸程度、肺被压缩情况，有无纵隔气肿、胸腔积液等并发症，治疗方法更是多种多样。

①保守治疗。适用于少量气胸，肺压缩 < 20%，且没有明显呼吸困难症状者；初次发作，CT 上未发现明显肺大泡形成，无伴随的

血胸等。

②急性期应绝对卧床休息。对于无症状且不需特殊治疗的患者，可让其卧床休息，限制活动，不宜频繁搬动患者。避免用力咳嗽，以免加重气胸。对于呼吸困难或有胸痛者，应取半卧位，进行吸氧，适当地应用止痛剂。

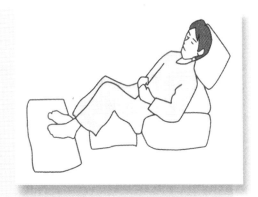

③适宜的氧疗。可采用低流量、低浓度吸氧，2～3升／分钟，吸氧时间＞12小时／日；必要时给予5～6升／分钟较高流量、高浓度吸氧，每次1小时，每天2次。如基础疾病为慢阻肺患者，氧流量及氧浓度以维持患者指血氧饱和度＞90%为宜。自发性气胸患者每24小时气体吸收率为1.25%～2.20%。高浓度吸氧可提高血氧分压，使氮分压下降，从而增加胸膜腔与血液间的氮分压差，促使胸膜腔内氮气向血液传递，从而加快胸腔内气体的吸收。

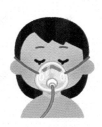

④放松疗法。患者应注意自我放松，如进行缓慢呼吸、全身肌肉放松、听音乐等，以分散注意力。应保持情绪稳定，要将自己的内心感受告知医生、护士。

对于保守治疗的患者需要密切观察病情变化，尤其在气胸发生后的48小时内。12～48小时需要复查胸片，若气胸无明显进展，可观察1周后再次复查胸片。如果病情进展，需要及时行进一步治疗措施。

⑤排气治疗。根据病情，医生会决定是否进行胸腔穿刺排气或闭式引流等处理，这是治疗气胸的有效措施，要了解其目的，消除

自身的紧张情绪，配合治疗。

⑥胸膜腔穿刺抽气。其适用于单侧肺组织压缩＞20%、呼吸困难症状较轻、心肺功能尚好的闭合性气胸患者。胸腔穿刺的部位通常选择患侧胸部锁骨中线第2肋间处或腋前线第4、第5肋间或第6肋间为穿刺点。

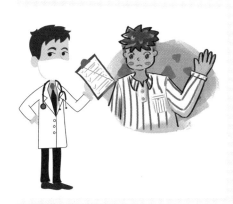

⑦胸腔闭式引流术。其适用于胸腔穿刺抽气效果不佳的交通性气胸、张力性气胸和部分心肺功能较差而症状较重的闭合性气胸患者。插管部位通常选择在患侧胸部锁骨中线第2肋间或腋前线第4、第5肋间。

安置胸腔闭式引流后，管道护理很重要。不要自行挤压，扭曲引流管，如体位改变或活动时注意用手固定胸腔引流管，避免其移动而刺激胸膜，避免牵拉引流管，防止脱落。在闭式引流过程中，如必须离开病床进行检查或允许范围内的室内活动时，请与护士联系，在护士的协助及处置后再离床活动。

⑧张力性气胸的紧急处理。张力性气胸患者的病情危急，短时间内可危及生命，紧急情况下需立即胸腔穿刺排气。

⑨外科手术治疗 经常复发者可以考虑在胸腔镜下行肺大泡切除和胸膜固定手术，患者术后恢复快，早期即可下地活动。

## 反复发作是特点，照护经验需积累

终于把这次的"爆"肺给堵住，是不是特别想邀约朋友些来一场呐喊级的卡啦OK？那要赶快打住你这想法，因为"爆"肺常复

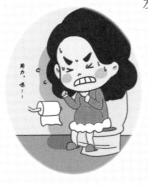

发！对，你爆过的肺可是会随时原地"爆发"哟，它绝对不允许你这样折腾。

由于自发性气胸在肺内外压力改变时容易发生，如天气变化、潜水等，多数人在夏秋、秋冬季节转换之际发生。有过气胸的人平时要注意防治感冒（减少咳嗽），保持大便通畅（避免屏气），锻炼应选取慢跑、太极拳等运动，避免篮球、足球等对抗性和需要突然发力的剧烈运动。另外，瘦高体型的人如果在剧烈咳嗽或用力过猛之后出现胸痛和呼吸困难，要警惕自发性气胸的可能，及时到医院就诊，以免耽误治疗。

不但不允许你呐喊，连坐飞机都要衡量再三！因为乘坐飞机时，肺的内外压力也会迅速变化，也是诱发气胸的原因之一。如果有气胸等，飞行途中可能因气体膨胀而加重病情，因此需要评估自身情况，选择合理的出行方式。

为了避免气胸反复发生，日常生活中，除了避免剧烈运动、过度屏气、高喊、大笑、举重物等可能引发气胸的危险生活方式外，还应重视饮食。毕竟"民以食为天"，对于气胸病人，需要进食高蛋白、高热量、高维生素的食物。保持大便

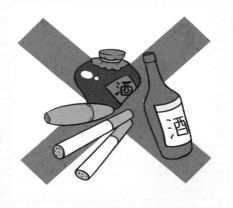

通畅，可服用蜂蜜、香蕉，必要时遵医嘱使用麻仁丸或用开塞露塞肛等方法。严格戒烟、戒酒，养成良好的生活习惯。

呼吸功能锻炼。临床常用、简单的方法就是练习吹气球，前提是练习过程中须保持胸腔闭式引流通畅。具体方法为：用均衡而持续的力量做深吸气到达最大吸气量时，再慢慢匀速呼出。如此反复

4~5次，间隔1~2小时后再重复进行，将气球由小变大，逐步增加吹气的力度及量。目的是让肺叶充分膨胀，以增加肺泡表面张力，增加肺活量，提高肺功能。由于每个患者基础疾病不同，气球本身材质有差异，训练过程中，应循序渐进，切忌急于求成，一味追求把气球吹大；同时吹气球过程中，由于阻力、吹气量均无法客观测量，练习时应量力而行，避免因训练不当导致气胸加重。

随着医学科学的发展，带刻度值及可调节阻力大小的呼吸训练器已开始应用于临床，患者可在专科医护人员指导下进行使用。

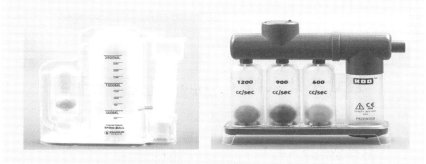

总之，气胸总是来势汹汹，及早发现，及时处理，总是能救自己于生死边缘。生命诚可贵，且行且珍惜，别输给了"爆"肺！

（杨荀 曾奕华 徐玲）

## 参考文献

[1] 李为民，刘伦旭.呼吸系统疾病基础与临床 [M].北京：人民卫生出版社，2017.

[2] 吴小玲，黎贵湘.呼吸内科护理手册 [M] 北京：科学出版社，2011.

[3] 施毅，宋勇.现代呼吸系统急诊医学 [M] 北京：人民军医出版社，1998.

[4] 崔祥滨.实用肺脏病学 [M].上海：上海科学技术出版社，1991.

# 第十五章 小心点，扯噗鼾①等于慢性自杀

你体会过因为鼾声睁着一双铜铃大眼撑到天亮的绝望吗？

你经历过因为鼾声响得楼道里的声控灯一晚上都没熄灭过而苦恼吗？

如果你一不小心与打鼾之人同床共枕，而你又是睡眠很浅的那一类人，你是否感到奔溃？

还让不让人睡了
声音怎么能这么大
还有节奏感
好想把他踹下去!!
想睡觉o(>_<)o
头好痛
脑仁要炸了
明天再打呼噜就分手
他还好吗
打雷么 太生气了
委屈想哭
天怎么还不亮
把枕头捂
他脸上吧
受不了了啦!!!!

在我们传统的观念里，扯噗汗是一个人睡得香的表现，最多也只是给身边的人带来一些困扰，然而这种观念却是错误的！现代医学研究表明，看似睡得好的标志——鼾声，其中隐藏了一个影响健康甚至威胁生命的严重问题，那就是睡眠呼吸暂停综合征。它是一种睡眠时呼吸停止所导致的睡眠呼吸障碍，未经治疗的阻塞性睡眠呼吸暂停综合征对患者一天24小时均有不利的影响，睡眠逐渐紊乱，日间也会受到很大的影响。

那么，下面请跟随我们一起对扯噗汗进行深度剖析。

①四川方言，打鼾的意思。

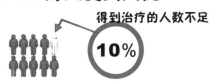

## 扯噗鼾 在我国

### 超过 8 000 万人受其困扰

得到治疗的人数不足 **10%**

## 扯噗汗伤害了谁

阻塞性睡眠呼吸暂停综合征是以睡眠中反复发作的上气道全部阻塞（呼吸暂停）或部分阻塞（低通气）为特征的疾病，通常伴有响亮的鼾声和日间嗜睡。睡眠中反复出现阻塞性睡眠呼吸暂停会引起血氧饱和度下降和微觉醒，同时呼吸随着微觉醒的出现而终止。阻塞性睡眠呼吸暂停综合征患者一般在清醒时呼吸和血氧饱和度均正常。从 20 世纪 70 年代开始，随着人们对阻塞性睡眠呼吸暂停的重视，人们逐渐认识到打鼾是阻塞性睡眠呼吸暂停综合征中的一个症状，是睡眠紊乱的前兆。孤立的研究表明打鼾可能是一些常见疾病（如 2 型糖尿病、头痛）的一个危险因素。然而，由于打鼾很常见，两者之间的关系只不过是一种巧合，而不是因果关系，而且也缺乏有力的证据证明打鼾和这些疾病存在因果关系。目前认为与打鼾有因果关系的两种最常见的不良健康影响是认知功能障碍和心血管疾病。

◎雷都打不动的睡意

| 晨起头痛 | 白天瞌睡 | 记忆力衰退 | 精力不集中 |

白天常出现嗜睡，常有程度不同的头晕、疲倦、乏力。轻者表现为日间工作或学习时困倦、嗜睡，严重时吃饭、与人谈话时即可入睡；部分患者可能会出现头部隐痛，常在清晨或夜间出现。若长期得不到治疗，可出现性格上的改变，烦躁、易激动、焦虑，认知行为也会出现异常，注意力不集中，精细操作能力下降，记忆力和判断力下降，症状严重时连工作也不能胜任。

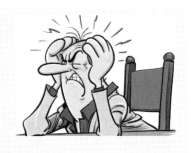

夜间打鼾是主要症状，鼾声不规则，高低不等，往往是鼾声—气流停止（呼吸暂停）—喘气—鼾声交替出现，呼吸暂停后忽然憋醒，可有四肢不自主运动或忽然坐起，夜间翻身、转动较频繁，多汗，夜尿增多，部分患者可出现睡眠行为异常，表现为恐惧、惊叫、呓语、夜游、幻听等。

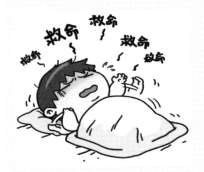

## ◎心肺系统被贴上了高危标签

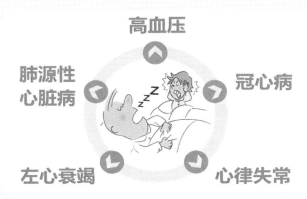

阻塞性睡眠呼吸暂停综合征患者中高血压的发生率较高，为 25% ~ 96%，而在高血压患者中，约有 30% 合并阻塞性睡眠呼吸

暂停综合征。阻塞性睡眠呼吸暂停综合征会导致低氧血症，严重者甚至发生呼吸衰竭而死亡。反复发作的低血氧、高碳酸血症可致神经功能失调，儿茶酚胺、肾素－血管紧张素分泌失调，内分泌功能紊乱，血流动力学改

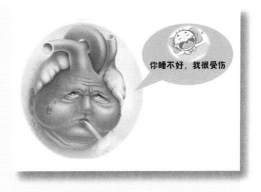

你睡不好，我很受伤

变，如未得到及时规范的治疗，可造成全身多器官多系统损害。以心血管系统异常表现为首发症状和体征，常伴有高血压，且降压药物的治疗效果不佳。部分患者可发生冠心病、各种类型的心律失常、缺血性或出血性脑血管病、糖尿病、躁狂性精神病或抑郁症等。

## 睡觉"开火车"的真凶是谁

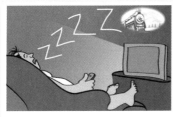

快～～～
找出既害己又害人的真凶

打鼾是睡眠呼吸暂停综合征患者的一个主要症状，它困扰着患者周围的人群，严重影响他人的休息和健康，而危害更大的是患者自己。

上呼吸道解剖性狭窄和局部软组织的易塌陷性增强是呼吸睡眠暂停综合征发生的主要原因。

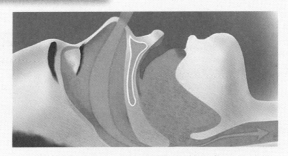

气道狭窄、气流通过补偿引起打鼾

### ◎遗传因素

颌面结构在睡眠呼吸暂停综合征的发病中起重要作用，在亚洲人群中表现尤为显著。骨骼的畸形常常包括上颌骨或下颌骨形态和位置的异常以及鼻腔狭窄等，患者的后气道间隙小，下颌—舌骨间距增大，舌骨下移，有家族倾向。骨骼的畸形改变了上呼吸道的结构和功能，造成上呼吸道解剖性狭窄，从而导致呼吸睡眠暂停综合征的发生。

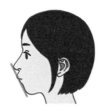
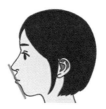
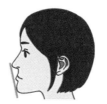

上颌前突     上下颌前突     下颌前突

### ◎肥胖及体重增加

肥胖是呼吸睡眠暂停综合征发病的重要相关因素，肥胖患者的上呼吸道脂肪组织增厚，尤其是咽喉部脂肪浸润与沉积可表现为软

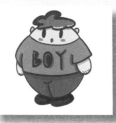

腭、咽壁增厚，舌体肥厚等，因而咽腔狭小，导致气道狭窄，增大的颈围及大量的脂肪沉积可以改变上气道的性能，使气道易于闭合，导致呼吸睡眠暂停综合征的发生。

### ◎性别

研究表明，男性和女性的脂肪分布不同。男性脂肪主要沉积于上半身和躯干，女性主要在下半身和四肢。这种整体脂肪分布的性别差异提示男性的咽旁脂肪垫比女性的更厚。正常男性的舌、

**不要嫌弃我扯噗鼾**

软腭体积及软组织总量均比女性的大。令人惊讶的是，没有一项研究发现正常男女之间的咽旁脂肪垫大小有显著差异，但其他上呼吸道软组织大小有显著差异，上呼吸道软组织的增大也可改变呼吸道的通畅性，发生呼吸睡眠暂停综合征。

### ◎上呼吸道周围软组织水肿

睡眠呼吸暂停反复发作所致的呼吸道关闭、损伤引发的负压可导致上呼吸道周围软组织水肿，而水肿又可增大这些软组织的容积，尤其是软腭，由于睡眠呼吸暂停时常被向下牵拉，更易发生水肿，从而加重睡眠呼吸暂停综合征程度。

## 避免睡觉"开火车"不再是梦

### ◎多导睡眠图监测

其主要用于诊断睡眠呼吸障碍，是早期发现诊断睡眠呼吸暂停综合征、鼾症、上气道阻力综合征的有效途径。它是在全夜睡眠过程中，连续并同步地描记脑电、呼吸等 10 余项指标，全部记录，次日由仪器自动分析后再经人工逐项核实。监测主要由三部分组成：

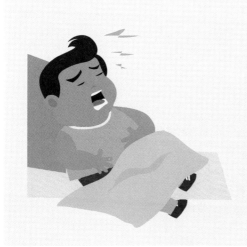

a.分析睡眠结构、进程和监测异常脑电波。b.监测睡眠呼吸功能，以发现睡眠呼吸障碍，分析其类型和严重程度。c.监测睡眠心血管功能。近年来，便携式可穿戴睡眠呼吸监测仪可用于疾病初筛或患者进行自我日常病情监测。

#### ◎减肥

临床观察发现，减肥可以缓解打鼾的症状；几乎所有的研究都

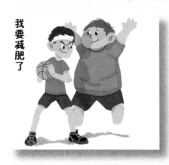

表明，减肥可以显著改善打鼾和睡眠呼吸暂停症状。一般而言，预测消除打鼾所要减轻的体重数量是不可能的，但有时减 3 千克的体重就足够了。真正实验室方式定义肥胖为 BMI>30，其在打鼾者中很常见，因此，减肥应首先推荐给所有的打鼾者。

#### ◎戒酒

睡前饮酒会加重睡眠打鼾症状，但没有实验室数据加以证实，已经被证实的是随着血液中的酒精浓度的升高，无呼吸暂停的打鼾患者会出现上气道阻力增加、咽部组织塌陷加重、夜间血氧饱和度下降等，这种效果可

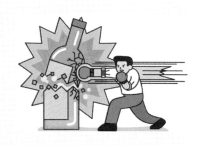

持续至饮酒后 5 小时，故打鼾者不要在睡前的 2 ~ 5 小时饮酒。

#### ◎手术治疗

由于亚洲人群存在骨性气道偏狭窄，对非下颌骨畸形患者，不

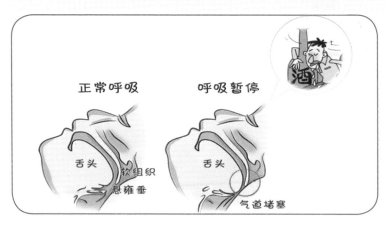

建议手术治疗。体检时发现上气道有明显解剖性狭窄的患者可虑手术治疗，对存在多部位狭窄的可分期手术，但在术前一定要充分估计手术的安全和有效性。

### ◎使用口腔矫形器

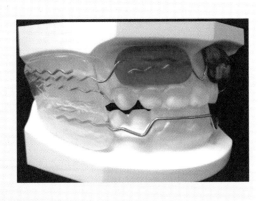

可以使用口腔矫形器的患者都具有典型的面部特征。患者常表现为下颌平面陡，下颌后缩或者小下颌倾向，由于特殊的面部特征，可造成患者舌骨向下向后移动，舌体也相应后移变厚，直接使舌后气道更为狭窄，使用口腔矫形器可改变患者下颌的位置，达到改善上气道阻塞的目的。

### ◎经鼻持续正压通气的呼吸机治疗（CPAP）

CPAP 是目前治疗睡眠呼吸暂停综合征的一种疗效肯定、安全的治疗方法。世界上有 70% ~ 80% 的患者使用这种治疗方法。在可以预见的未来，尚没有一种治疗睡眠呼吸暂停的有效药物。患者清醒时，肌张力可阻止上气道的闭锁，入睡后，舌及软腭被后咽壁吸附，夜间使用 CAPA 可以保持上气道的开放。

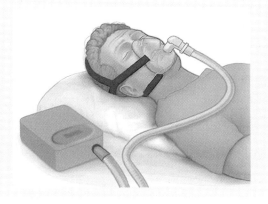

### ◎ 家用呼吸机的选择

①不论选择何种品牌的呼吸机，应尽量选择静音效果好的机型，以免影响休息，还应该考虑无创呼吸机的售后服务是否便捷。选择自带温度、自动调节加温湿化器的无创呼吸机，可以降低带机过程中的干燥等不适。

②合并慢性阻塞性肺疾病的重叠综合征的患者应选择 Bi-PAP 呼吸机，即双水平气道正压通气呼吸机。该类呼吸机能够帮助患者排出二氧化碳。单纯的睡眠呼吸暂停综合征的患者可以选择鼻塞或者鼻罩。如果合并慢性阻塞性肺疾病、心力衰竭以及夜间极度的低氧血症，应选用面罩，注意结合自身的面部特点和鼻梁高低，选择密闭性、舒适性好的鼻塞、鼻罩和面罩。

③患者在家使用自动滴定的无创呼吸机时，应首先在专业人员的监测下使用，以免在自动滴定过程中，因为面罩漏气过度代偿或经口漏气而导致不必要的高压力，而高压力又会增加无创呼吸机的漏气量，造成恶性循环。

### ◎ CPAP 的治疗有效指标

CPAP 使用有效指标包括打鼾和觉醒均消失，一般患者的压力滴定从 3 ~ 5 厘米水柱（1 厘米水柱 = 0.098 千帕）开始，大多数患者压力滴定结束时的 CPAP 压力为 8 ~ 12 厘米水柱。CPAP 治疗依从性达标的要求是每晚使用 4 小时以上，每周使用 5 天以上，也就是说要有一个好的依从性才能使 CPAP 发挥一个较好的疗效。

### ◎ 调整睡眠姿势

采取侧卧位的睡眠姿势，尤以右侧卧位为宜，避免在睡眠时舌、软腭、悬雍垂松弛后坠，加重上气道堵塞。可在睡眠时背部垫一个小皮球，有助于强制性保持侧卧位睡眠。

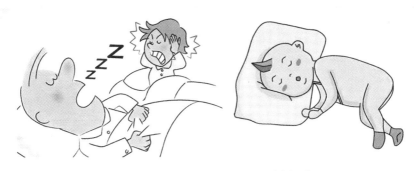

平卧打得响！！　　　　　　　　侧卧睡得香！！

## ◎药物指导

　　睡眠呼吸暂停综合征患者睡前禁止服用镇静、安眠药物，以免加重对呼吸中枢调节的抑制。鼾症患者多有血氧含量下降的现象，故常伴有高血压、心律失常、血液黏稠度增高，使心脏负担加重，容易导致心脑血管疾病的发生，所以要重视血压的监测，按时服用降压药物。

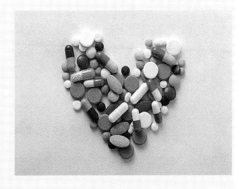

（刘美成　万群芳　杨荀）

## 参考文献

[1] 李为民，刘伦旭.呼吸系统疾病基础与临床[M].北京：人民卫生出版社，2017.

[2] 冯玉麟.呼吸系统疾病[M].北京：人民卫生出版社，2012.

[3] 阻塞性睡眠呼吸暂停低通气综合征诊治指南写作组.阻塞性睡眠呼吸暂停低通气综合征诊治指南（基层版）[J].中华全科医师杂志，2015,14（7）:261-267.

[4] 中华耳鼻咽喉头颈外科杂志编辑委员会.阻塞性睡眠呼吸暂停低通气综合征诊断和外科治疗指南[J].中华耳鼻咽喉头颈外科杂志，2009,44（2）:95-96.

[5] 宋龄，亲泽雨，李欣欣.阻塞性睡眠呼吸暂停低通气综合征与心血管疾病的关系及护理[J].中国循环杂志，2013（1）:252-253.

# 第十六章 怎样才能打赢抗"痨"持久战

红楼梦里的林妹妹

自幼患"痨"体质虚，

悲凉抑郁咯血逝，

豆蔻年华早玉殒。

我们大胆地想想，如果她生在今朝，是否能打赢抗"痨"持久战活到大结局呢？

> 为什么别人老得奖我却得了肺结核好崩溃！

## 结核分枝杆菌易耐药，卷土重来未可知

"痨病"？它不是已经绝尘而去，离现在应该也过去好几个世纪了吗？不！事实上它只是换了一个时髦的现代名字——结核病。时至今日，结核病仍然是世界上数一数二的传染病杀手。据报道，每年全球有结核病新发病例 800 万～1 000 万；每天约 4 500 人因结核病失去生命。近年来，随着对多种抗结核药耐药和艾滋病患者的增多，全球出现了第三次结核病的回升，结核病流行面临呈卷土重来的严峻形势。我国结核病发病数位居全球第三，约三分之一的人口感染结核分枝杆菌，每年新发结核病 100 万例左右。

## 死灰复燃的"肺痨病"

肺结核（PTB）俗称"肺痨病"，是由结核分枝杆菌引起的一种

慢性呼吸道传染病。结核分枝杆菌可侵入人体全身各个器官，但主要侵犯肺脏，称为肺结核病。

## 引起结核病的罪魁祸首是谁？

答案非常明确，结核病是由一种被称为 "结核分枝杆菌" 的细菌引起。下面就让我们一起来认识一下这令人闻风丧胆的结核分枝杆菌（以下简称结核菌）。

## 结核菌长啥样？

结核菌是细长略弯曲的杆菌，大小约 4 微米 ×0.4 微米，是一种需氧菌。结核菌生性懒惰，生长缓慢，潮湿、温暖的肺脏是它们的最爱，在潮湿处即使不吃不喝也能存活 4 个月。同时结核菌也有怕酒精、紫外线等弱点。

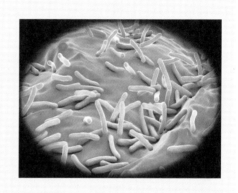

## 结核菌是怎么传播的？

### ◎空气 – 呼吸道传播

这是肺结核病最主要的传播方式。患者在大声讲话、咳嗽和打喷嚏时，会释放出很多带有结核菌的飞沫。健康人吸入后可引起感染的发生。其次，肺结核患者如果随地吐痰，痰液干燥后，痰中的结核菌与尘埃混在一起，飞扬在空气中，健康人吸入肺内也可引起感染的发生。

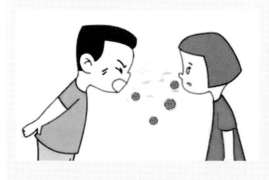

### ◎消化道传播

结核病患者使用的餐具、吃剩的食物都可能留有结核菌，如和肺结核患者共用餐具、吃患者剩下的食物，也可通过饮食传播结核杆菌；饮用未消毒的牛奶或乳制品等可以感染牛型结核杆菌；替结核患者倾倒痰杯后，如果操作者不及时认真清洁双手，用污染的手拿食物吃也可能感染。

### ◎垂直传播

患结核病的母亲在怀孕期间，其体内的结核菌可通过脐带血液而进入胎儿体内，胎儿也可通过咽下或吸入含有结核菌的羊水而感染。

除上述途径以外，结核菌还可经皮肤或黏膜的伤口直接感染，由于结核菌不能穿透皮肤，因此这种感染方式较为少见，但也应该引起注意。

## 哪些人更容易被结核病相中？

结核菌感染后前 2 年发病风险最高，5% ~ 10% 的概率发展为结核病。有人也可能终身不发病。发病与否和感染者的抵抗力和细菌的毒力有关。特殊的生活习惯使得人们容易患病，如熬夜、吸烟、饮酒、吸毒等。特殊的生命周期会让人免疫力下降，也容易罹患结核，如孕产妇、老人、孩子，尤其值得一提的是学龄青少年，平常在校一起学习，相互间接触机会多，加之学习压力山大，体育锻炼少，身体抵抗力下降，都会增加患结核病的机会，大家可要提高警惕！

自身患有一些削弱细胞免疫力的疾病，比如艾滋病、糖尿病、尘肺病、肿瘤、血液透析的尿毒症、胃大部切除者等，也容易受到结核菌感染。

## 肺结核的威力有多大？

肺结核严重影响患者个体的身心健康，若不彻底治疗会丧失劳动能力，甚至造成死亡。除此之外，一名痰结核菌阳性的患者若不规范治疗，一年平均可感染 10 ~ 15 名易感者。对多种抗结核药物耐药的患者所需治疗时间长达 2 年之久，治疗费用昂贵，是普通结核病费用的 100 倍，将给家庭和社会带来沉重的经济负担。

# "瘟疫" 袭来，如何自护？

## 早期患病信号要识别

发热为结核病最常见的全身性症状，多数起病缓慢，长期低热，可伴有疲倦盗汗、食欲下降、体重减轻等。病变发展时可出现高热、咳嗽、胸痛或全身衰竭等。呼吸系统症状主要表现为咳嗽、咳痰、咯血和胸痛等。一般认为，咳嗽、咳痰两周以上，咯血或咳血痰是肺结核的主要症状。

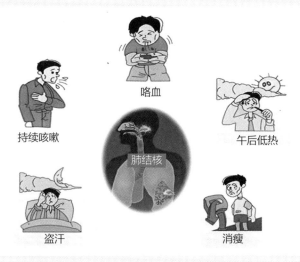

咯血

持续咳嗽

午后低热

肺结核

盗汗

消瘦

## 药物治疗 "十字" 口诀需牢记

药物治疗是结核病的主要治疗方式，遵医嘱**早期、联合、适量、规律、全程治疗**是保障疗效的重要因素，也是防止复发及产生耐药的关键所在。治疗中不可随意停药或减量，会导致抗结核治疗失败！

**不可随意停药或减量！**
**不可随意停药或减量！**
**不可随意停药或减量！**
**不是吓唬你！重要的事情说三遍！**

常用抗结核药物的不良反应及注意事项见表16-1。

表16-1 常用抗结核药物的不良反应及注意事项一览表

| 药名 | 主要不良反应 | 注意事项 |
|------|------|------|
| 异烟肼 | 肝毒性、末梢神经炎、中枢神经系统障碍 | 定期检测肝功能。有精神障碍、癫痫病史者禁用 |
| 链霉素 | 听力障碍、眩晕、肾功能障碍、过敏反应 | 用前必须做过敏试验,有过敏史者禁用。严密观察听力变化及头晕、耳鸣反应。定期检查尿常规及肾功能 |
| 利福平 | 肝毒性、过敏反应、胃肠道反应 | 空腹服用,以服后2小时再进餐最好。严重肝病患者及妊娠3个月内孕妇禁用。体液及分泌物会呈橘红色,以尿液最明显。定期监测肝功能。单独使用可迅速发生耐药 |
| 吡嗪酰胺 | 肝毒性、胃肠道反应、高尿酸血症、过敏反应 | 单独使用可产生耐药性。定期监测肝功能及血尿酸。孕妇及痛风患者禁用 |
| 乙胺丁醇 | 视神经损害、末梢神经炎 | 定期检查视觉灵敏度和颜色的鉴别力。发生视神经炎时立即停药并治疗。婴幼儿及糖尿病发生眼底病变者禁用 |
| 利福喷汀 | 同利福平,但肝毒性及过敏反应发生率低于利福平 | 对利福平耐药的患者亦对利福喷汀耐药。其余事项同利福平 |
| 丙硫异烟胺 | 胃肠道反应、肝毒性、糙皮病 | 可引起烟酰胺代谢紊乱,应适当补充B族维生素。定期检查肝功能。慢性肝病患者、精神障碍者、孕妇及12岁以下儿童禁用 |
| 对氨基水杨酸 | 胃肠道反应、过敏反应、肝毒性 | 静脉用时应避光输注,药液变色后禁用。发生过敏反应后应立即停药并治疗。定期检查肝功能 |

续表

| 药名 | 主要不良反应 | 注意事项 |
|---|---|---|
| 阿米卡星（丁胺卡那霉素） | 同链霉素 | 与氨基糖苷类有单向交叉耐药，链霉素耐药时再考虑使用本药 |
| 卷曲霉素 | 同链霉素，电解质紊乱 | 监测电解质情况。观察头晕、耳鸣、听力减退等反应 |
| 氟喹诺酮类（左氧氟沙星） | 中枢神经系统损害、过敏反应、光敏反应、胃肠道反应、肝肾毒性、肌腱炎、骨关节损害 | 用药后避免日光照射。不与含铝、镁、铁、钙剂同服。有精神障碍、喹诺酮类过敏史、癫痫病史者禁用 |
| 对氨基水杨酸异烟肼片 | 同对氨基水杨酸、异烟肼 | 同对氨基水杨酸、异烟肼 |
| 异烟肼、利福平、吡嗪酰胺复合制剂 | 同异烟肼、利福平、吡嗪酰胺 | 同异烟肼、利福平、吡嗪酰胺 |
| 异烟肼、利福平复合制剂 | 同异烟肼、利福平 | 同异烟肼、利福平 |

备注：抗结核药物与多种药物共同使用会相互影响，服用其他药物前需详询医师。

用药后常见不良反应的护理：

①出现恶心、呕吐等消化道反应时，如反应较轻可分次饭后服药，如症状较重时宜咨询医生，必要时减量或停药。

②出现肝功能损害时（谷丙转氨酶 ALT 高于正常值 2 倍），可给予保肝治疗，治疗 1～2 周如无好转或进一步加重者，应告知医生换药。

③出现外周白细胞减少时，遵医嘱可口服地榆升白片、严重时可注射重组人粒细胞集落刺激因子等。白细胞低于 $3.0 \times 10^9$/ 升时，应暂停引起白细胞降低的药物。

## 打铁还需自身硬，自我照护需做好

### ◎休息与活动

早期症状明显时需卧床休息，随症状减轻后，可适度下床活动，部分轻症患者可在化疗期间继续从事工作，但应避免重体力劳动及过度劳累。

### ◎饮食调理

食补宜"三高一多"，摄入高热量、高蛋白、高维生素和多膳食纤维食物。每日总热量应在 2 000 ~ 3 000 千卡。选用含优质蛋白质的食物，如鱼、虾、蛋、奶，食用新鲜水果及蔬菜。注意饮食方面也有个别雷区不能踩哦，由于疾病与服药的原因，茄子及不新鲜的海鱼、无鳞鱼（如带鱼）不推荐，服药期间容易引起过敏；烟酒不推荐，会延缓治疗效果；服用抗结核药物时还应避免同时饮用牛奶，因牛奶易降低药效，故最好与药物间隔 2 小时再饮用。

### ◎避免传染家人及朋友

①保持室内空气流通、阳光充足，最好独居一室。

②痰菌阳性者在病情允许情况下可戴一次性外科口罩，与患者密切接触者应佩戴 N95 口罩。

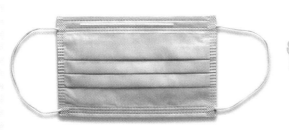
一次性外科口罩

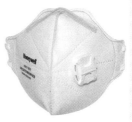
N95 防护口罩

③患者不得面对他人咳嗽、打喷嚏等，咳嗽时应用手或纸巾遮盖口鼻。

④不随地吐痰，将痰液吐在专用加盖痰杯中，并经 2 000 毫克/升的含氯消毒液浸泡处理后倒入厕所或放于塑料袋中密封焚烧处理（痰杯及消毒液每 24 小时更换）。

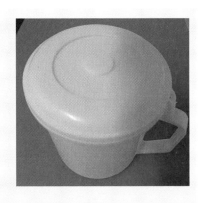

⑤物品要专人专用并经常消毒和清洗，一般食具可煮沸消毒，时间为 10 ～ 15 分钟；衣物、被褥等可阳光或紫外线照射消毒 2 ～ 3 小时；不易加热或照射消毒的物品可用含氯消毒液擦拭消毒（84 消毒液等）。

结核防控宣传歌

及早发现病例

咳嗽咳痰过两周，盗汗发热与消瘦。

长期接触排菌者，健康状况亦堪忧。

免疫低下如艾滋，病菌蠢蠢体内游。

以上人群风险高，应当及时把医求。

个人消毒防护

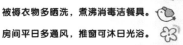

咳嗽先要掩嘴鼻，随地吐痰不可取。

病患医护戴口罩，亲人家属分室居。

被褥衣物多晒洗，煮沸消毒洁餐具。

房间平日多通风，推窗可沐日光浴。

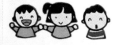 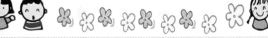  

华西医院结核防控专家特别呈现的结核防控宣传歌

◎ **定期随访及复查**

遵医嘱定期复查 X 胸片、肝肾功能和听力等，了解治疗效果和病情变化，利于治疗方案的调整。停药后建议每 3 ～ 6 个月复查胸部 X 线或 CT 检查，观察病灶变化。与肺结核患者密切接触者应行胸部 X 线片检查或 PPD 试验，以早发现早治疗。

## 扼杀"死灰"不复燃，三级预防来帮忙

### ◎三级预防

三级预防是结核病防治工作中的重要措施，而其中一级预防是预防结核病感染的根本措施。结核病的三级预防见表 16-2。

表 16-2　结核病的三级预防

| 预防级别 | 适用阶段 | 措施 | 阶段目标 |
| --- | --- | --- | --- |
| 一级预防 | 发病前期 | 健康教育及卡介苗接种 | 预防和减少疾病的发生（可降低发病率） |
| 二级预防 | 疾病早期 | 五早预防（早发现、早诊断、早治疗、早报告、早隔离） | 防止或减缓疾病发展，降低死亡率的发生 |
| 三级预防 | 临床期或康复期 | 一切治疗和康复手段 | 促进康复，减少并发症，预防复发及耐药结核病的产生 |

### ◎卡介苗（BCG）接种

一般在婴儿出生 24 小时，最迟在 1 岁内接种。使人体对结核分枝杆菌产生特异性免疫力，提高对结核病的抗病能力。卡介苗接种后一般 3 周左右接种部位会出现红肿硬结，中间有小脓疱形成，结痂脱落后留下小瘢痕，有时伴有腋窝淋巴结轻微肿胀，此为正常反应，整个过程持续约 2 个月。

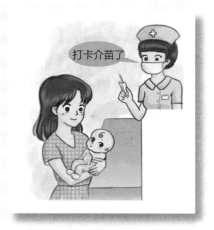

打卡介苗了

### ◎提高自身抵抗力

健康的体魄是预防包括结核病在内所有疾病的基础。平时应注意科学的生活方式，合理的饮食，加强锻炼，保持规律的生活以及

良好的心态，通过增强人体免疫力减少患上结核病的风险。

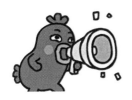

### ◎耐药结核病的预防和控制

规律、全程治疗初治结核病是预防继发耐药结核病出现的主要措施。早发现、选择有效药物、遵医嘱规范、全程治疗是成功治疗耐药结核病的基础。

## 结核知识有误区，解疑答惑很必要

### ◎症状好转后可否自行减药或停药？

不可行。结核病正确的用药原则是强调早期、联合、适量、规律和全程，自行减量或停药极易导致细菌耐药和治疗失败。

### ◎出现不良反应时应立即停药或换药？

不可行。应及时门诊随访，根据医生的建议调整方案。

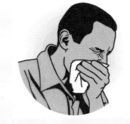

### ◎与肺结核患者分碗筷就可防止被传染了吗？

不一定。还要特别加强患者咳嗽礼仪、痰液管理及室内空气消毒。

### ◎婴幼儿接种卡介苗后就不会得结核病了吗？

不一定。注射卡介苗获得的免疫成功率最高为80%，且免疫力只能维持5～10年，随着免疫力下降，仍有感染外界结核菌的可能，且成人复种的预防效果不大，不推荐。

### ◎患了肺结核能不能结婚、怀孕、生孩子？

可以。肺结核病变活动期要注意休息与增加营养以利于疾病康复，一般在结核治愈后是可以结婚的。得了活动性结核，需要正规治疗，抗结核治疗期间不能怀孕，治愈后停药半年可以开始备孕。如果准备怀孕时查出陈旧性肺结核或盆腔结核，由于孕期抵抗力下降，结核容易活动，故对于从未治疗过的陈旧性结核仍然需要预防性抗结核治疗 3 月到半年，停药半年后再怀孕。

◎**周围没有结核病患者，我怎么会染上的？**

我国结核病疫情严重，其中又以西部最为严重，部分结核菌阳患者未能及时诊断、治疗和隔离，因此，即使家里人、周围的同学、同事、朋友没有结核病患者，但在任何地方都有可能被感染上，尤其是人口密集的地方，例如网吧。

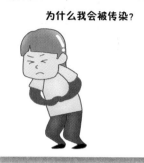

（薛秒　蒋丽　杨荀）

## 参考文献

[1] 唐神结 . 中国结核病年鉴 (2016)[M]. 北京：人民卫生出版社 ,2017.

[2] 陈灏珠，林果为 . 实用内科学 ( 第 13 版 )[M]. 北京：人民卫生出版社 ,2009.

[3] 綦迎成，孟桂云 . 结核病感染控制与护理 [M]. 北京：人民军医出版社，2013.

[4] 唐神结，高文 . 临床结核病学 [M]. 北京：人民卫生出版社，2011.

[5] 中华医学会 . 临床诊疗指南 . 呼吸病学分册 [M]. 北京：人民卫生出版社，2012.

[6] 肖东楼，马玙，朱莉贞 . 抗结核药品不良反应诊疗手册 [M]. 北京：人民卫生出版社，2009.

[7] 唐神结 . 结核病临床诊治进展年度报告 [M]. 北京：人民卫生出版社，2014.

[8] 张贺秋 . 现代结核病诊断技术 [M]. 北京：人民卫生出版社，2013.

[9] 李亮，李琦 . 结核病治疗学 [M]. 北京：人民卫生出版社，2013.

[10] 蒋晓莲 . 成人护理学 [M]. 北京：人民卫生出版社，2012.

[11] 吴小玲，皱学敏 . 让呼吸畅起来 [M]. 北京：科学出版社，2014.

[12] 高孟秋 . γ - 干扰素释放试验检测结果的临床意义解读 . 中华结核和呼吸杂志 [J]2014,32（10）:742-743.

[13]Metcalfe，Csttamanchi A，McCulloch CE.Test Variability of the QuantiFERON-TB Gold In-Tube Assay in Clinical Practice[J].Am J Respir Crit Care Med, 2013, 187（2）: 206-211.

# 第十七章　别老想着打针、吃药，错过这些肺康复神器你会悔恨终身

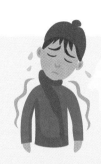

心累气紧有没有？
嘴唇发乌有没有？
喘憋难受有没有？

动几步、上个梯
累得我心里难受哦
嘴巴跟画了乌黑黑品红样儿

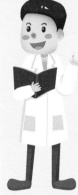

医生赶紧给我挂点盐水续命！

——你真正需要的在这儿：
华西医院呼吸与危重症医学科独家首发
《肺康复宝典》

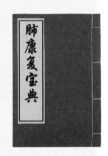

## 肺康复到底是个啥？

　　肺康复（呼吸康复）是一种针对慢性呼吸系统疾病患者的、基于科学的、多学科的、综合的干预方法，患者有临床症状，并且通常有日常活动能力的下降。在患者的个体化治疗中加入肺康复，旨在通过稳定或者逆转疾病的系统损害以减轻症状、优化功能状态、增加参与度以及减少健康护理费用。

　　早期并长期坚持肺康复可达到以下目的：

减轻呼吸困难症状，提高运动耐力；

改善生活质量，增强参与社会活动的能力；

改善身心状态，并长期坚持健康增进行为。

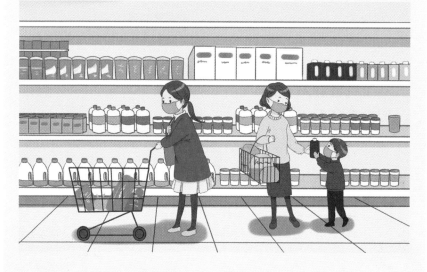

**总之，就是让你活得更好！！！**

综合性肺康复项目包括患者评估、运动训练、气道管理、营养支持、健康教育和心理社会支持等。

呼吸功能评定包括：肺功能检查、影像学检查、呼吸肌力量和耐力测定、心肺运动负荷评价、日常生活活动能力评价、生活质量评价、康复心理评价、呼吸困难和疲劳评价。

呼吸康复治疗方法包括三方面：a. 治疗疾病，药物治疗、氧疗、呼吸支持。b. 保留生活和活动能力，运动疗法、物理治疗、营养治疗、日常生活能力训练、精神心理康复、职业康复。c. 从被动到主动的康复行为教育和实施。

**划重点！划重点！划重点！**

在众多肺康复项目中，有两条你可得记牢了：

第一条：运动训练是综合性肺康复方案的基石！

第二条：气道管理是综合性肺康复方案的关键！

啥子嘛？我已经累得上气不接下气了，你还喊我动，这不是要了我的命吗？

此刻，我就只想静静地舒服地躺下。

古人云：生命在于运动，活动、活动，要活就要动，要动才能活！

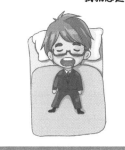

**我就想这样躺着！**

来看看这组数据你就知道前辈的话可不是瞎说的！

健康人卧床休息7天，大腿肌肉容积即可降低3%，1个月肌纤

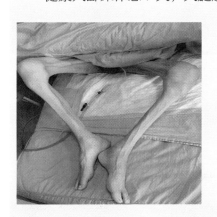

维横断面积减少10% ~ 20%，2个月可能减少至50%。完全卧床休息肌肉力量降低速率为每天下降1%，每周10% ~ 15%，3 ~ 5周肌力下降可达20% ~ 50%。慢阻肺急性加重期患者住院3 ~ 8天，股四头肌肌力下降5%，患者出院3月后只有部分功能可恢复。

如果你还想抱抱孙子享受一下天伦之乐，

如果你还想和老伴一起去看看祖国的大好河山，

如果你不想给儿女增加负担，

那就赶快跟着我们动起来！

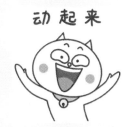

**动起来**

**哎吆喂……你看我现在这样，我能动吗？我心有余，力不足呀！**

悄悄地告诉你，运动与活动是有区别的，你现在这样跳广场舞肯定是不得行的，但也不要放弃自己嘛，其实你还可以做很多，再说还有我们专业的医护人员来帮你。

**先来拎清两个概念。**

**活动：**有肌肉收缩，有身体动作，是指用于心血管疾病和肺功能障碍患者疾病管理的、治疗性的、根据患者具体情况制定的低强度的活动。

**运动：**是一种结构化和可重复的身体活动形式，要求至少中度的体力消耗。

## 肺康复宝典第一招：体位管理

长期卧床患者容易并发肺部感染、静脉血栓等并发症，对患者进行恰当的体位管理能有效避免或减少并发症的发生，改善机体功能，促进患者早日康复。

### ◎仰卧位

危重症患者通常采取仰卧位，采取该体位时应注意：a. 头颈部垫软枕，可有效避免颈部过伸及无支撑而导致的患者肩颈部肌群疲劳。b. 膝关节下垫软枕，使膝关节微屈，腹部肌肉放

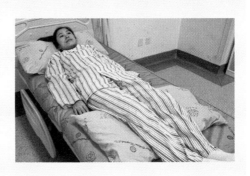

松，可避免下肢长时间处于过伸状态影响腘静脉回流，减少深静脉血栓的发生，同时有利于呼吸。

### ◎半卧位

长期卧床尤其是慢性呼吸疾病患者采取床头抬高的体位，可使膈肌下移，胸腔容积增加，改善肺泡通气血流比例，促进呼吸功能的恢复。采取该体位时应注意：a. 根据患者需求适当抬高床头，头颈肩部垫软枕，避免颈部过伸及无支撑导致患者肩颈部肌群疲劳。b. 膝

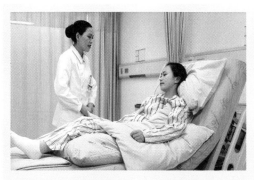

关节下垫软枕，使膝关节微屈，减少深静脉血栓的发生，腹部肌肉放松，同时有利于呼吸。c.双上肢垫软枕置于舒适位，避免肩关节后伸。

当床头抬高超过30°时应在骶尾部、腰背部垫软枕，充分支撑躯干部，维持脊柱的生理弯曲，使患者处于完全放松状态。随着床头抬高角度不同，各部位使用的软枕高度不同，应根据患者舒适度来选择。

◎ **侧卧位**

为避免卧床患者局部皮肤长期受压发生压力性损伤或其他并发症，卧床患者应采取侧卧位与仰卧位／半卧位交替。翻身时先拉起对侧床档，将患者移动至近操作者一侧，操作时应注意：a.受压肩关节呈外

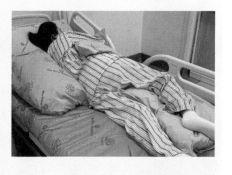

旋状，保持功能位，下肢交叉，受压侧肢体在下轻推患者至侧卧位。b.背部垫软枕支撑，避开骶尾部。c.侧卧位时角度不宜超过90°，以免胸腔受压影响呼吸。d.非受压侧上肢、下肢分别垫软枕支撑，置于舒适位。

## 肺康复宝典第二招：关节被动活动

危重患者长期卧床会导致肌力下降、肌纤维萎缩、骨骼肌废用等。通过对卧床患者采取一系列的康复措施可以有效改善血液循环，增强肌力，防止关节僵硬，促进患者早日康复。

关节被动活动操作要点：

①患者取舒适体位，充分放松。

②操作者一手固定肢体近端，一手托住肢体远端，避免关节替代活动。

③操作时动作应缓慢、柔和、平稳、有节律，避免冲击性活动和暴力操作。

④操作在无痛范围内进行，活动范围逐渐增加。

⑤从单关节开始，逐渐过渡到多关节。

⑥操作时应在同一体位下所有关节活动完成后再变换体位进行，避免不必要的体位改变。

⑦关节活动频率：每天2～3次，每组动作重复5～10次。

### ◎肩关节活动

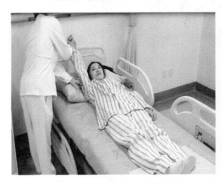

肩关节前屈上举

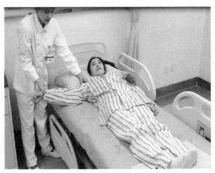

肩关节外展

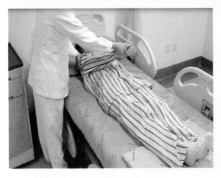

肩关节内收

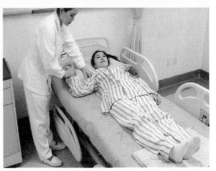

肩关节外旋内旋

## ◎肘关节活动

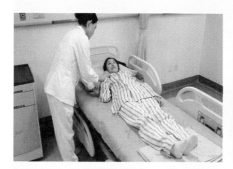

肘关节屈伸伸展

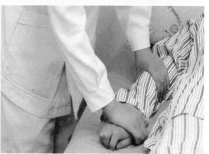

前臂旋前旋后

## ◎腕关节活动

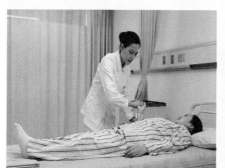

腕关节掌屈背伸

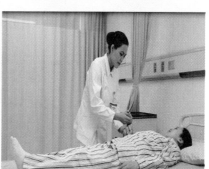

腕关节尺偏桡偏

## ◎掌指关节活动

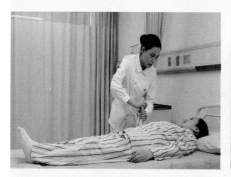

掌指握拳

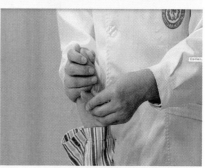

拇指活动

## ◎髋关节活动

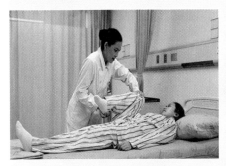

髋关节前屈

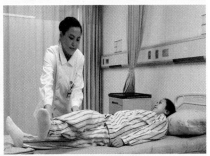

髋关节内收

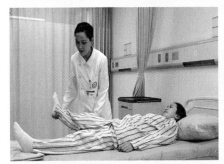

髋关节外展

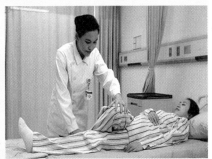

髋关节内旋转外旋

## ◎膝关节活动

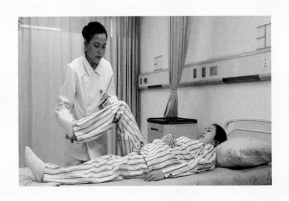

膝关节屈曲 / 背伸

## ◎踝关节活动

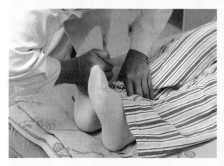

踝关节砳曲 / 背伸

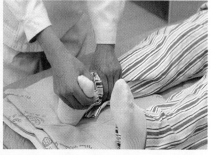

踝关节内翻 / 外翻

肺康复宝典从第三招开始已经进入硬核阶段，

图片已经完全无法诠释其深厚的功力，

欲知宝典的核心招式，

请扫描文末二维码，

真人手把手教你练得宝典最高境界。

## 肺康复宝典第三招：关节主动活动

◎**头颈活动**

患者取坐位，腰背部给予有效支撑。头颈部依次进行前后伸展拉伸、左右扭转、左右侧偏等。

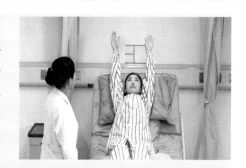

◎**上肢主动活动**

患者取坐位或半卧位，独自坐立有困难者，腰背部给予有效支撑。主要包括：上肢左右侧平举、上肢前平上下举、双手交叉托举等。

◎**下肢主动活动**

包括踝泵运动、髋膝关节屈伸、髋关节外展等。

## 肺康复宝典第四招：抗阻活动

根据患者肌肉力量恢复情况从抗自身重力逐渐过渡到器具辅助抗阻活动。辅助器具可用矿泉水瓶、沙袋等简易重物替代，有条件者可选用哑铃或弹力带。活动中嘱患者勿屏气，注意安全，避免受伤。抗阻活动应循序渐进，以患者不感到疲劳为宜；活动中注意保护患者，避免受伤；弹力带专人使用，使用前应仔细检查弹力带有无裂痕、破损等，防止弹力带断裂引发不良事件。

◎**抗阻活动类型包括**

上肢负重侧平举、上肢负重上下举、下肢空中蹬车、弹力带辅助上肢抗阻、弹力带辅助卧位蹬腿、弹力带辅助卧位屈膝、弹力带辅助卧位髋外展、弹力带辅助垂直起坐。

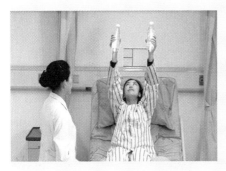 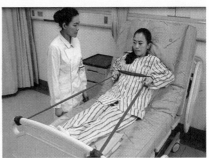

## 肺康复宝典第五招：气道内正压振动排痰装置的使用

◎**振动呼气正压**

通过气流的振动使黏滞的分泌物松动，呼气时产生的正压扩张气道，将松解的分泌物自下而上推入上部的大气道，利于分泌物的排出。排痰装置专人专用，每次使用完毕清洁装置，干燥保存；每周消毒处理一次。

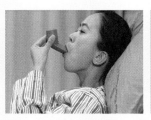
Flutter

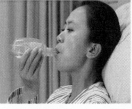
Acapella

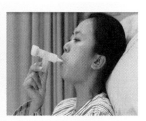
PEEP 阀

## 肺康复宝典第六招：呼吸训练装置的使用

慢性呼吸疾病患者常存在呼吸肌肌力下降，针对性地进行吸气肌、呼气肌训练，可改善患者呼吸功能。训练装置专人专用，每次使用完毕清洁装置，干燥保存；每周消毒处理一次。

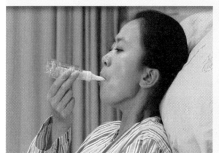
吸气肌训练器

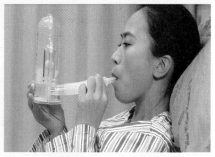
单向呼吸肌训练器

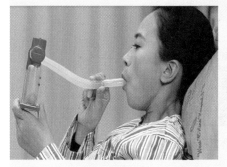
激励式抗阻呼吸训练器

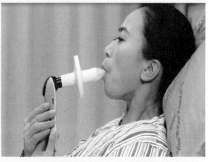
便携式肺功能训练仪

卖了这么久的关子，最后放大招了

快接招！

## 华西呼吸康复操专利成果转化

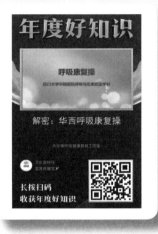
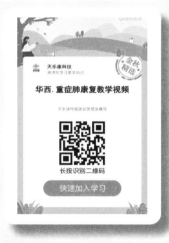

二维码1：站位和坐位呼吸康复操     二维码2：重症病人康复操（手机版）

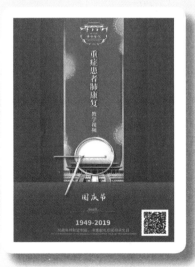

二维码3：重症病人康复操（电脑版和电视机版）

（吴小玲　蒋丽　徐玲）

# 附　录

## 你还在苦恼呼吸慢性病难防控吗？
## 华西"云平台"助你健康

俗话说"食五谷，得百病"，加之空气的污染、雾霾的横行，以及烟草的盛行等种种因素，越来越多的人开始经历呼吸慢性病这个"妖魔鬼怪"的摧残折磨。它不分年龄与性别，不分胖瘦与种族，出现在你的生活中！其中典型的代表就有慢性阻塞性肺疾病、睡眠呼吸暂停低通气综合征等。

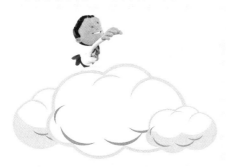

长期以来，对此类疾病如何合理就诊、分级诊疗、获得优质的医疗资源、解决看病难的问题，一直是患者及医疗界所关注的。因此，"云平台"的出现，让这一切都在逐渐完善！

那"云平台"到底是何物？且跟我一起解密"云平台"，了解"云平台"之神奇！

## 它叫"远程云平台"！

远程云平台含有多项远程应用功能，如远程诊断、在线咨询、慢性病管理、远程监控数据，甚至远程教学等功能，是实现医患远程互动，保障用户设备使用安全的大数据智能服务软件。远程云平台可以实现医疗资源、用户、设备的多方联动，保障使用的安全性和治疗的有效性。

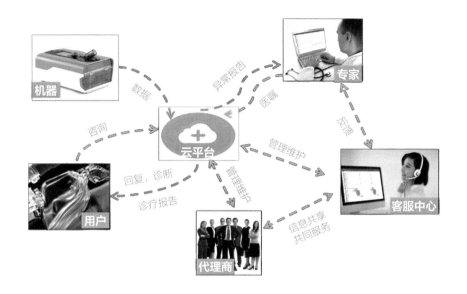

## 听起来是不是有点懵?

其实简单地说,就是我们所有人的诊疗服务都可以在这个平台上完成,也就是通过互联网将诊疗服务信息化,让你再也不用为了看病就医奔波十万八千里了,而且足不出户就能享受到高级别的医院诊疗及医护指导!

如果我这样说,你都还是不清楚什么叫"云平台",那就跟着我一起从华西医院的就医体验来感受云平台的神奇与魅力!

## 云平台如何保驾我们健康? 走,我们一起去看个究竟!

去华西医院看病,排队挂号1整天,排队看病5分钟,预约检查还要等几天!

华西医院就像迷宫,流程啥子的摸不到门路!

确实，华西医院可说是医疗界的翘楚，不仅是成都人，对于整个四川、西南地区，甚至全国来说，华西医院都是顶级医疗的代名词！

越来越多的人，将呼吸慢性病治愈或获救的希望寄托于此！然而曾经，为了能挂上号，端着小板凳从凌晨排队等候；为了咨询问题，赶飞机坐轮船漂洋过海的奔波；为了见教授、专家一面，这一路都走得好辛苦！

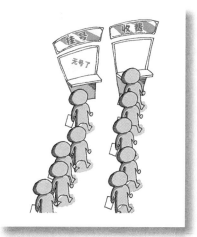

急病人之所急，忧病人之所忧！为了解决看病难的问题，华西医院借助互联网的优势，经过多方的通力合作，终于开发出了自己的"云平台"，完成智慧医疗，提升全民健康！

## 造福大众：方便就医，提高生活质量！

◎ **看病难的问题再也不是你最头痛的事**

华西医院的云平台包括华医通大众端 APP、华医通医生端 APP、华医通 PC 端、华医通医生平板、微信公众号，实现了通过手机 APP 在线检查结果自查、办理就诊卡、预约挂号、咨询、缴费、就诊提醒、就诊引导、预约检查、登记入院等智能功能。你可以通

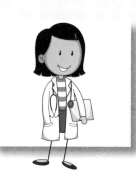

过平台在线预约你所需要的专科医生的就诊号，还可以通过护士门诊接受呼吸科常见疾病的预防宣教及呼吸专科吸入药物的指导，再也不会一想到去华西医院看病就脑壳痛了！！！

接下来，我们就用云平台中的"华医

通"APP 为例，带大家体验一下云平台上的华西医院就诊之路。

第一步：摸出你的手机，打开应用中心，搜索"华医通"。

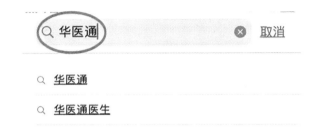

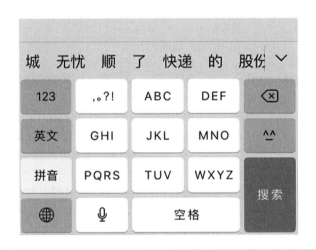

第二步：打"华医通"，选择"挂号"，再选择"四川大学华西医院"，进行当日或预约挂号就可以了。当然，你如果还没有华西医院的就诊卡，可以通过主页面进行就诊卡的线上办理。或者，你还不清楚需要挂哪个科室的医生看病，也可以通过"智能导诊"实现智能分诊。

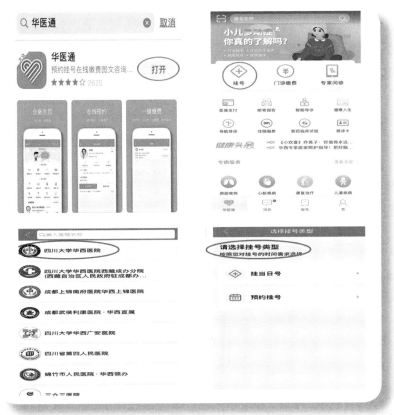

第三步：通过主页完成诊疗缴费，可以选择自费缴费及医保支付两种形式哟！

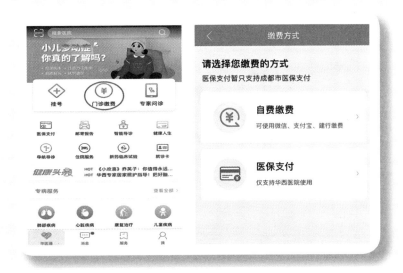

　　第四步：通过主页的"导航导诊"功能进入院内导诊，比如到哪里看医生、做检查、取药品等。

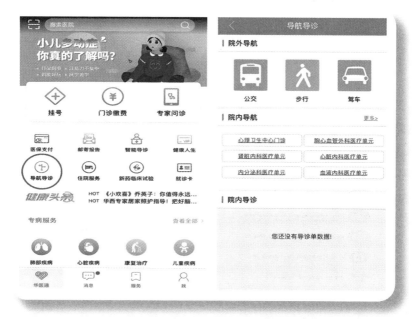

　　第五步：你可以在"我的服务"查询自己的导诊信息，进行"入院服务"登记、报告查询等。

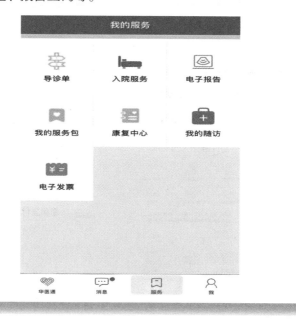

当然，除了利用"华医通"APP进行预约挂号、诊疗缴费外，你还可以直接搜索添加"四川大学华西医院"的微信公众号，在公众号上面实现同"华医通"一样的诊疗服务。

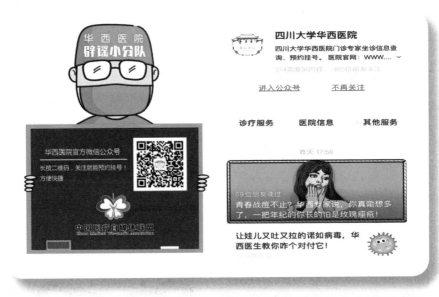

也许，细心的你已经发现了，在华西医院的微信公众号二维码上面，有个神奇的小分队存在！

在华西医院的微信公众号首页上面，有很多有趣的科普文章。对的！那就是华西云平台上的另外一个强大功能——科普！！！

### ◎微信公众号科普进万家

许多患者好不容易来到华西医院就诊，但是对各种呼吸疾病的认识不足，对疾病的诊疗心存疑虑，对疾病的预后防控担忧甚多，这些问题在云平台上都不再是问题！我们关注"四川大学华西医院"微信公众号以后，不仅可以完成挂号、诊疗，还可以通过云平台获得关于疾病方方面面的科普宣教。

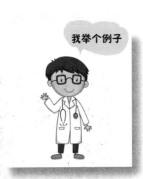

比如说：

你有没有鼾声如雷的老伴？

你晓不晓得扯扑鼾可能要扯脱你命?

你晓不晓得吸一种"大烟"不得上瘾,还可以治病?

你晓不晓得,苍穹之下,雾霾中天,你该如何做好呼吸道疾病的预防?

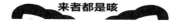

反正你晓得不晓得的呼吸疾病相关知识,在这个平台上会给你普及。

除此之外,你也可以关注"华西医院呼吸与危重症医学科"微信公众号,接收关于呼吸疾病更多的预防及诊疗、治疗手段、义诊惠民信息等!

长按识别二维码

关　　注

"华西医院呼吸与危重症医学科"

健康呼吸　我们与您同行!

关于疾病知识、相关检查、治疗方法、康复指导，应有尽有！
赶紧关注起来，进去看一看！

疾病知识　相关检查　治疗方法　康复指导　其他知识

支气管动脉栓塞术助力咯血治疗
原创:杨苟

看稀奇，医生要把支架放进气管里！
原创:马桂花

经皮肺穿刺活检术，揭开"包包儿"的真面目
原创:秦勤

气胸！液胸！不管你怎么凶，统统让我来解救
原创:刘璟

摆好姿势，让我们一起为做胸穿的医生打Call吧！
原创:秦勤

我院完成亚洲首例肺气肿热蒸汽消融术

疾病知识　相关检查　治疗方法　康复指导　其他知识

不知慢阻肺，你已偏科非常严重了！
原创:肖苍利

控制好哮喘，我不要成"齁ber"
原创:王梣黎

心肺一家，你的家庭和谐吗？

打场持久战，告别肺结核！
原创:周丽

假期出行，警惕"肺栓塞"
原创:李希

手指拇儿长成"小鼓槌"，建议你到医院排查下特发性肺纤维化

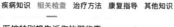
.ill 中国移动 4G　　17:47　　◉ 45%■

×　　　　　　　　　　……

疾病知识　相关检查　治疗方法　康复指导　其他知识

出院患者的家庭康复和休养要点

压力定量气雾吸入器的正确使用方法
原创:马桂花
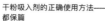

干粉吸入剂的正确使用方法——吸乐篇
原创:王梣黎
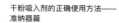

干粉吸入剂的正确使用方法——都保篇
原创:刘黎

干粉吸入剂的正确使用方法——准纳器篇
原创:秦勤

勤练八段锦 强身又健体
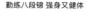

疾病知识　相关检查　治疗方法　康复指导　其他知识

医护特别想告诉你的那些事——三大常规检查
原创:徐玲

如何正确留取痰标本
原创:杜鑫淼、寇咏

护士很想告诉你的事儿：PPD皮试是个啥？
原创:李希

你想要的肺功能检查常识都在这里

支气管激发试验/支气管舒张试验傻傻分不清楚

抽血这些小事 好多人都不晓得

是不是感觉发现了个大宝藏？！

云平台的神奇不仅限于此哟，

我们接着看一看"云平台"的高大上！

## 患者不用亲自跑华西，通过云平台就可以看华西医生

如果你觉得线上体验不能满足你对云平台的感觉，如果你又不想远行到华西医院进行现场体验，那你就赶紧搜索一下你家方圆之内有没有如下这些医院……

**四川大学华西医院上锦南府医院**

**宜宾市第二人民医院 / 四川大学华西宜宾医院**

**广安市人民医院 / 四川大学华西广安医院**

**资阳市第一人民医院 / 四川大学华西医院资阳医院**

**金堂县第一人民医院 / 四川大学华西医院金堂医院**

**成都市龙泉驿区第一人民医院 / 四川大学华西医院龙泉医院**

**绵竹市人民医院 / 四川大学华西医院绵竹医院**

**四川省第五人民医院 /……**

对的，你没有看错！在每个医院的后面都有华西医院的名字，那是因为这些医院都已经与华西医院通过云平台实现了"医联体合作"。

## 那啥子叫作"医联体合作"呢？

为充分发挥华西医院在中国西部地区优势资源的辐射作用，构建优质高效的医疗卫生服务体系，提高优质医疗资源可及性和医疗服务整体效率，华西医院自 2001 年开始筹备建立华西远程医学网络。经过 18 年的建设，华西远程医学网络入网机构已达 660 家，实

现了四川地区 183 个区、市、县全覆盖。现已覆盖中国西部地区为主的 22 个省、市、自治区。华西医院—地市级医院—县区级医院—基层医疗机构的远程分级协同医疗体系日臻成熟，已经具备了远程会诊、远程教学、网络预诊、远程门诊、双向转诊、远程心电、远程超声、远程病理、远程影像的能力，在联网的当地医院就可以直接为患者提供远程就诊、远程教学、慢性病管理等。

现借助华西远程医学网络与各级医院开展协同医疗服务与医学教育培训，已累计在线培训各级各类基层医务人员 420 余万人次，为基层医院提供疑难疾病远程会诊咨询服务突破 3 万例。

也就是说，你不一定要跑华西医院来，你都可以在家门口体验到华西级别的诊疗！

是不是很神奇？

你在基层医院的诊疗数据，华西医院是怎样知晓并进行指导的呢？

其实方法很简单，但是效果很强大！

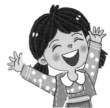

鼓掌！鼓掌！鼓掌！

◎ **实施基层首诊**

基层医疗使用联网的诊疗平台、呼吸机等医疗设备，由上级医院对其远程监管、指导、培训。超出基层医疗服务能力的疾病，可以及时提供转诊服务。实现分级分诊，提升基层医疗水平，更是保证了患者的诊疗安全。

◎ **进行急、慢性病分治**

急危重症患者可以直接到二级以上医院就诊。同时，完善"治疗—康复—长期护理"服务链，为患者提供科学、适宜、连续性的诊疗服务，落实各级各类医疗机构急慢病诊疗。

对于所有医联体的诊疗数据进行共享，可以方便疾病救治，提高效率。推行双向转诊，建立绿色诊疗通道。尤其是急危重症上转后，上级医院能快速获取首诊基层单位的医疗数据，对疾病预判及制定预案措施起到很好的帮助。

### ◎远程会诊有保障

云平台最为优秀的功能之一那就是支持远程会诊功能。一方面，通过对患者数据的监控、管理及收集，在当患者病情不稳定、参数不合理，不便及时就诊时，可以申请远程会诊。专科医学专家团可以通过阅读实时数据波形、历史治疗报告、基础病情等信息，提供远程医疗帮助。另一方面，在基层医疗机构，可以就患者的疑难问题做会诊申请，进行多学科、多区域、多机构的讨论会诊，让基层患者不用亲自跑华西，通过平台就可以看到华西医生，享受华西的诊疗。

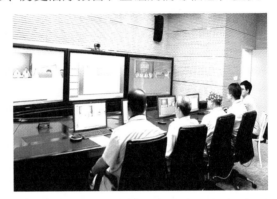

# 高大上的实时治疗"云平台"管理

呼吸慢性病的患者，特别是慢性阻塞性肺疾病、睡眠呼吸暂停低通气综合征患者，在家庭环境下，都会必不可少地应用家用呼吸机。更为神奇的就是，可以通过云平台完成自身疾病的监测及数据收集，还可以得到医护人员对于用药或呼吸机带机的实时监控及反馈信息，进行管理及数据输送。云平台通过实时监测，可以分析用户的流量波形、压力波形及实时参数监测（如呼吸频率、潮气量、分钟通气量等）。专科医护人员可以第一时间获取设备使用的数据，及时与患者沟通，进行指导和调整，从而提高治疗效果，保障患者带机安全。

云平台可以实现将患者带机的实时数据进行实时传输，及时更新数据，确保数据准确，患者或家属可以通过多种途径随时查询《治疗数据报告》，方便患者复诊、自我管理。

**斯百瑞呼吸机治疗报告**

| 报告日期 | 2018-04-20 | | 设备型号 | 斯百瑞 ST-30F | | 工作模式 | S/T |
|---|---|---|---|---|---|---|---|
| 治疗开始日期 | 2018-04-03 20:21:36 | | | | 治疗结束日期 | 2018-04-04 04:34:50 | |
| **患者信息** | | | | | | | |
| | 患者姓名 | | | 出生年月 | 1998-6 | 病历号 | |
| | 体重 (kg) | 70 | | 身高 (cm) | 189 | BMI | 24.5 |
| | 性别 | 男性 | | 医生 | | 工程师 | |
| **治疗依从性信息** | | | | | | | |
| | 设备已使用天数 | 1 | | 设备未使用天数 | 0 | 累计使用时间 | 8.2 |
| | 最大使用时间 | 8.2 | | 最小使用时间 | 8.2 | 每天使用率≥4h | 100% |
| | 平均使用（小时）（所有天数） | 8.2 | | 平均使用（小时）（使用天数） | 8.2 | 每天使用率<4h | 0% |
| **呼吸治疗状况** | | | | | | | |
| | IPAP/CPAP(5力)(cmH2O) | 19.0 | | | | EPAP(5力)(cmH2O) | 8.0 |
| | 平均漏气量(ml) | 855.6 | | | | 平均分钟通气量(L/min) | 20.9 |
| | 平均呼吸频率(次/分) | 23.9 | | | | 平均潮气量(L/min) | 39.6 |
| **连续血氧监测** | | | | | | | |
| | 血氧分布% | | 持续时间（分钟） | | 时间占比% | 血氧心率 | |
| | 95%-100% | | 60 | | 16.1% | 最高血氧 | 99 |
| | 90%-95% | | 296 | | 79.6% | 最低血氧 | 85 |
| | 80%-90% | | 18 | | 4.3% | 平均血氧 | 93 |
| | 70%-80% | | 0 | | 0.0% | 最高心率 | 103 |
| | 70%以下 | | 0 | | 0.0% | 最低心率 | 71 |
| | 低血氧事件数 | | 37 | | | 平均心率 | 77 |
| | 诊断/治疗初步建议 | | | | | | |

### ◎远程云平台在家庭无创正压通气的应用

云平台实时监测多项数据，通过患者随访、异常监测反馈、专业医疗团队支持等周密环节，使患者使用呼吸机更加放心。支持多种方式查询报告；支持微信、电话等实时咨询；线上线下医患互动。患者端的微信每月能够获取专业的总结性诊断报告，以保障治疗效果。支持患者通过微信填写健康档案，及时完善疾病动态信息，为医学专家全面了解疾病做参考。患者或家属可获得丰富的健康资讯、科普宣教医学知识，提高疾病知晓度、防病治病意识和治疗依从性。

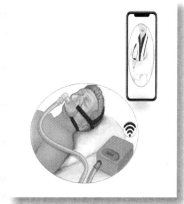

### ◎远程云平台在慢阻肺治疗中的应用

慢性阻塞性肺疾病急性加重的治疗目标：①减少当前急性加重的临床表现；②预防将来急性加重的发生。慢性阻塞性肺疾病急性加重患者合并呼吸衰竭的死亡率显著提高，控制性氧疗和机械通气可以通过改善酸中毒和高碳酸血症防治急性呼吸衰竭。

通过云平台，可以实现慢性阻塞性肺疾病急性加重期呼吸治疗的远程监控、远程会诊、建立双向转诊通道；提高基层医疗水平，

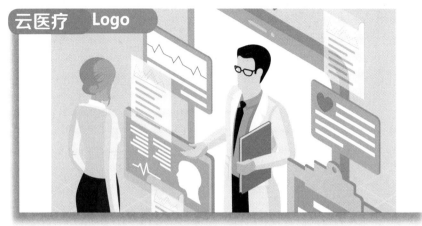

保持上级医院与下级医院的学科联系，促进学科规范化减建设，保障患者安全及医疗安全。

　　稳定期管理包括：控制职业性或环境污染、教育与督导。慢性低氧血症者需要长期氧疗、药物治疗、康复治疗和营养支持。长期家庭氧疗（LTOT）可以提高慢性阻塞性肺疾病并发慢性呼吸衰竭者的生活质量和生存率，对血流动力学、运动能力和精神状态均会产生有益的影响。必要时，可以选择无创呼吸机家庭治疗，帮助患者解决缺氧及二氧化碳潴留。云平台"远程医疗"功能，可以为长期需要无创呼吸机治疗者提供远程医疗服务。提高治疗效果，减少经济负担，引导自我管理、改善生活质量，节约医疗资源。同时，云平台可以应用于社区医院（或乡镇卫生院），便于社区医院监测、随访、综合管理，协助加强慢性阻塞性肺疾病社区规范管理机制。

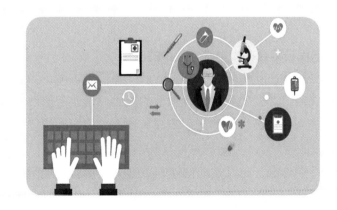

### ◎远程云平台在 OSAS 中的应用

阻塞性睡眠呼吸暂停低通气综合征（OSAS）占睡眠呼吸障碍疾病的绝大多数。OSAS 并发症多，对健康和生命危害大。OSAS 的治疗首先要明确治疗的目的，即治疗 OSAS 绝不限于消除打鼾、睡眠低氧血症和日间嗜睡等临床症状。治疗的最终目前是预防和治疗 OSAS 引起的多系统并发症，从整体上改善患者的生活和生命质量。OSAS 的治疗包括非手术治疗、手术治疗。其中，CPAP（无创正压机械通气）是目前治疗 OSAS 的主要手段和第一选择。云平台能够实时远程监测，分析整理数据，用户直接通过手机查看治疗报告，了解治疗后 AHI 的变化、P95 的压力、漏气量、报警事件等。线上客服会进行治疗提醒，保证治疗效果。

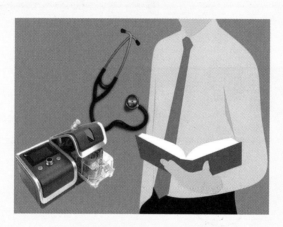

### ◎远程云平台在院内无创正压通气的应用

支持对院内无创呼吸医用机的管理功能，可以提供医疗机构内部呼吸支持监控服务解决方案。云平台可绑定多个用户设备，采集各项信息（如报警信息、异常参数等）。通过"登记治疗"和"结束治疗"生成治疗报告。支持报告编辑、报告打印。这就大大地便于医生对你在医院内使用无创正压通气的效果监测，利于及时调整治疗及通气方案，助你早日康复，畅快呼吸。

说了这么多，有没有对这个云平台了解了呢？

是不是觉得牛到飞起来啦！！！

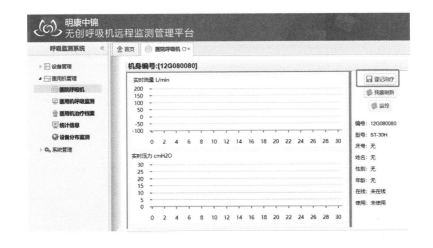

# 赶快"云"起来，健康你有我有全都有！

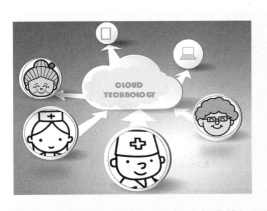

云平台目前在诸如慢性病管理、分级诊疗、规范基层呼吸诊疗技术等方面发挥着其应有的作用。我们有理由相信，云平台可以帮助基层医疗机构规范学科诊疗水平，合理调整医疗资源结构、分流病员，促进分级诊疗，解决看病难的问题。随着越来越多的应用，云平台功能也将会不断升级完善，将会有更多根据临床需求开发的新功能服务不同学科；相信云平台也会被不断发掘并应用于其他领域，如互联网医院、共享医生护士等等。同时，大量的监测数据也会服务于临床研究，维护大众健康，从数据层面重新认识疾病，揭示疾病在大数据下的规律，指导疾病诊疗。总之，科技之"云"，全民健康，未来可期！

（王珏　万群芳　杨荀）